DR. ANDREA FLEMMER

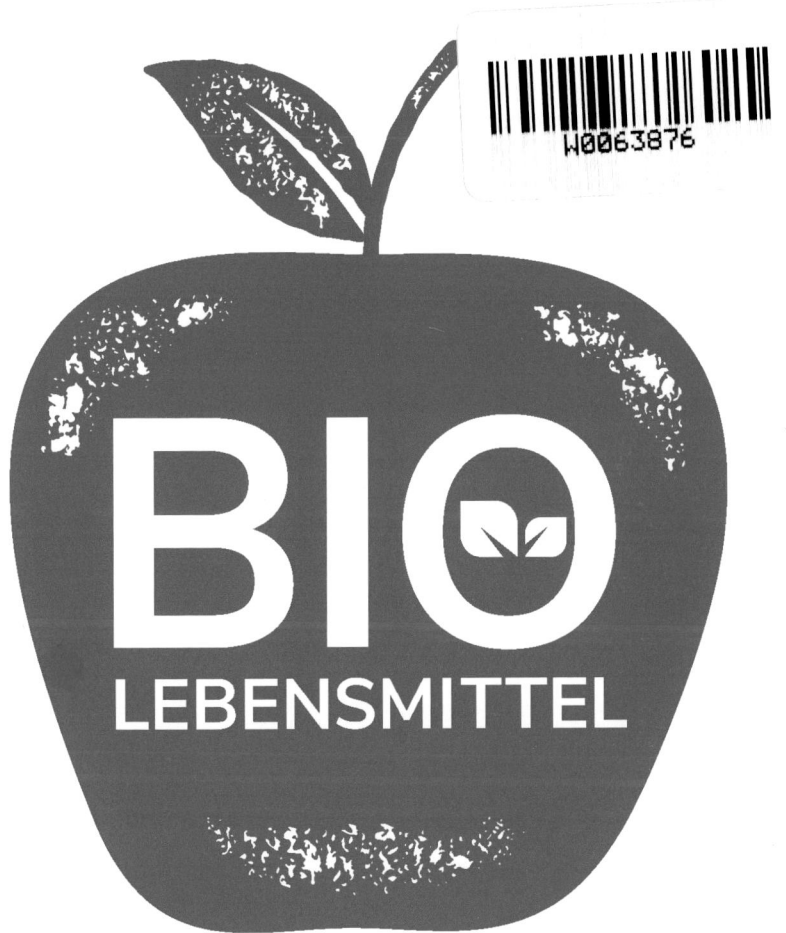

BIO
LEBENSMITTEL

humboldt

INHALT

Vorwort von Sarah Wiener   6

Vorwort   8

Bio-Lebensmittel – für Ihre Gesundheit   11

Inhaltsstoffe in Lebensmitteln 12
Vitamin C 15
Mineralstoffe 17
Antioxidantien 18
Weitere gesundheitsfördernde Inhaltsstoffe 19
Gesundheitsgefahr Pestizide 20
Längst bewiesen: Bio ist gesünder 22
Was sagen Studien zur gesunden Ernährung? 24
Das macht eine gesunde Ernährung aus 27

Bio-Lebensmittel und die Umwelt   31

Artgerechte Tierhaltung 32
Was bedeutet „artgerecht"? 32
Kriterien für artgerechte Tierhaltung 34
Beispiele für artgerechte Tierhaltung 35
Artgerecht halten, schonend schlachten 38
Mehr gesunde Inhaltsstoffe im Fleisch 39
Nie wieder Angst vor BSE 42
Vorteile von artgerecht erzeugtem Fleisch 43
Chemie in der Landwirtschaft 45
Pestizide 46
Probleme beim Einsatz von Pestiziden 48
Andere Möglichkeiten des Pflanzenschutzes 50

Glyphosat – das umstrittene Herbizid 52
Pestizide und das Artensterben 55
Nitrat 58
Gentechnik 59
Gentechnik in der EU und weltweit 59
Was ist Gentechnologie? 61
Nutzen und Risiken gentechnisch veränderter Lebensmittel 64
Gentechnik und die Gesundheit 67
Was erlaubt das Gesetz? 68
Saatgut 70
Die Artenvielfalt bewahren 71
Ergänzende Konzepte rund um die ökologische Landwirtschaft 72
Permakultur 72
Biologisch-vegane Landwirtschaft 74
Biozyklisch-veganer Landbau 76
„Ugly Food" 77
Die iFarm-Technologie 79
Die „Duck-Academy" 80
Bioprodukte und Nachhaltigkeit 81
Fairer Handel 83
Klimafreundliche Ernährung 86
Kampf dem Verpackungsmüll 88
Unverpackt-Läden 91
Transport 92
Ökologische Landwirtschaft und Umweltschutz 93
Pflege und Erhalt natürlicher Grundlagen 93
Schutz der Gewässer 94
Schonung von Luft und Klima 95
Geringerer Energiebedarf 96
Bio – mehr als nur ein gutes Gefühl 96

Bio-Lebensmittel eindeutig erkennen 99

„Bio" und „Öko" sind geschützte Begriffe 100
Verordnung der Europäischen Union 101
Sicherheit für den Verbraucher 103
Das EU-Bio-Siegel ist Pflicht 105
Bio-Mischprodukte 107
Entscheidend: die Kontrollstellen 108
Bio in der Schweiz 109
Die wichtigsten Regeln des ökologischen Landbaus 110
EU-Bio und Verbands-Bio – die Unterschiede 112
Größter Unterschied: Teilumstellung 113
Tierhaltung 115
Tierschutzmaßnahmen 116
Futter von Umstellungsbetrieben 118
Kennzeichnung 118
Düngung 119
Zusatzstoffe 120
Verfahren zur Lebensmittelherstellung 120
Bioprodukte aus dem Ausland 121
Bioprodukte kaufen 122
Bio aus dem Supermarkt 122
Bio aus dem Naturkostladen 125

Was dürfen Bio-Lebensmittel kosten? 129

Wie viel teurer ist Bio? 130
Preisvergleich der Stiftung Warentest 130
Discounter oder Feinkostladen? 131
Warum Bio seinen Preis wert ist 132
Sparen an Lebensmitteln hat teure Folgen 135
Realistische Kostenrechnung 136

Warum konventionelle Produkte so günstig sind 137

Aus Wasser wird Schinken 137

Getränke 139

Künstliche Aromen 140

Tarnen und täuschen 142

Bio – mehr fürs Geld 142

Wann ist Bio wirklich wichtig? 143

Fleisch 143

Fisch 145

Eier 147

Milch und ihre Produkte 148

Pflanzendrinks 151

Streichfette und Öle 152

Obst und Gemüse 154

Getreideprodukte 156

Pseudogetreide 159

Nüsse und Kerne 160

Pilze 160

Süßigkeiten 161

Gewürze 164

Getränke 164

Säuglings- und Kleinkindernahrung 168

Fertiggerichte 170

Knabberartikel 172

Anhang   **174**

Hilfreiche Adressen 174

Quellen 180

VORWORT VON SARAH WIENER

Liebe Leserin, lieber Leser,

Sie halten dieses Buch in den Händen, also haben Sie den wichtigsten Schritt bereits getan: Sie informieren sich aktiv über Ihren „Treibstoff" – Ihr Essen. Es ist erstaunlich, dass die meisten Menschen wahrscheinlich besser darüber Bescheid wissen, welches Benzin am besten für ihr Auto ist, als über das, was sie am Leben und gesund erhält. Oder: hoffentlich gesund ...

Für mich als Köchin und auch als Europaabgeordnete ist eines der wichtigsten Dinge die Qualität der Rohstoffe, die ich verarbeite. Denn ein Kartoffelsalat schmeckt am Ende nur so gut, wie die Kartoffeln, aus denen er gemacht ist. Bei mir schmeckt der Kartoffelsalat jedes Mal ein bisschen anders. Eben je nachdem, welche Kartoffelsorte, welches Öl, welchen Essig ich verwendet habe, ob ich mehr oder weniger Salz, Pfeffer, Kräuter beigegeben habe. Anders als bei den Fertigprodukten, die Sie in der Kühltheke Ihres Supermarkts finden. Da legen die Hersteller viel Wert darauf, dass jedes Schälchen Kartoffelsalat haargenau so schmeckt und so aussieht wie das nächste. Damit das gelingt, kippen sie ins Dressing, was die Lebensmittelchemie an Zusatzstoffen hergibt. Die Qualität der Basiszutaten ist meist vollkommen zweitrangig. Solange sie sich optimal maschinell verarbeiten lassen. Da darf keine Kartoffel zu unförmig sein. Und die absolute Hauptsache ist der Preis. Mit billiger Massenware lässt sich Profit machen. Da kommt es auf den Nährwert, die Zubereitung oder die Art der Herstellung – sprich: die Art der Landwirtschaft – nicht so an.

Das Ganze funktioniert aber nur, so lange wir – die Verbraucher – es auch mitmachen. Ich träume davon, dass alle Menschen mündige Verbraucher sind. Dass sie gesunde, nachhaltig produzierte Lebensmittel einfordern. Dass sie im Zweifel auch dazu bereit sind, ein wenig mehr dafür auszugeben. Deshalb bin ich froh und dankbar, wenn Autoren wie Dr. Andrea Flemmer sich des Themas annehmen. Dr. Flemmer gibt interessierten Verbrauchern ein so sachkundiges wie praktisches Buch an die Hand. Auf den nächsten Seiten erhalten Sie einen umfassenden Überblick über Bio-Lebensmittel, übersichtlich strukturiert, verständlich geschrieben. Ein Ratgeber für Ihren nächsten Einkauf. Damit Sie rundum gut informiert den nächsten Schritt gehen können: hin zu besserem, gesünderem Essen und einer nachhaltigen Landwirtschaft.

Ihre

Sarah Wiener

VORWORT

Liebe Leserin, lieber Leser,

Anfang der 1970er-Jahre entstanden die ersten Bioläden mit einem überschaubaren Sortiment aus Obst und Gemüse, Getreide und Ökopapier. Bio-Lebensmittel waren teuer, die Kundschaft bestand vor allem aus gut situierten, umweltbewussten Überzeugungstätern. Doch das ist längst vorbei. Mit der Zeit wurden die Läden größer, 1997 eröffnete in München der erste Biosupermarkt, inzwischen sind Bioläden und Biosupermärkte weit verbreitet. Auch jeder herkömmliche Supermarkt hat eine breite Auswahl an Bioprodukten im Angebot.

Bio ist nicht mehr exklusiv: Das größere Angebot und gesunkene Preise machen ökologisch produzierte Lebensmittel für sehr viele Käufer attraktiv. 2018 stieg der Absatz an Biowaren um 5,5 %. Der Umsatz lag bei 10,91 Milliarden Euro. Zum Vergleich: Mitte der 1990er-Jahre lag der Umsatz noch unter einer Milliarde. Weltweit liegt der Umsatz an Biowaren bei über 100 Milliarden Dollar. Umfragen zufolge greifen mehr als 78 % der Bevölkerung zumindest immer mal wieder zu Bioprodukten, 25 % der Befragten sehr häufig. 22 % kaufen nie Bioprodukte – das waren 2017 noch 29 %.

Der steigende Bedarf will gedeckt werden, und so strebt die Politik an, den Anteil des ökologischen Landbaus bis 2030 auf

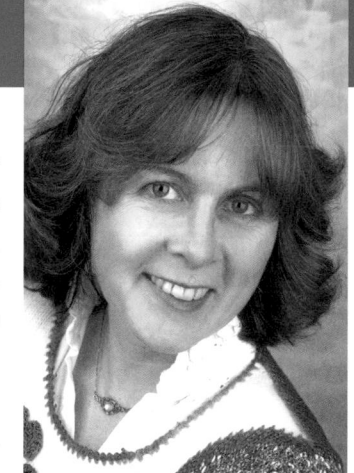

20 % der gesamten Landwirtschaftsfläche Deutschlands zu erweitern. Die
Pläne des Bundeslands Bayern sind
sogar noch ehrgeiziger: Schon bis 2025
sollen es mindestens 20 % und bis 2030
30 % der Landwirtschaftsfläche sein.

Warum sind Bioprodukte auf dem Vormarsch? Fragt man die Konsumenten,
gibt es vielerlei Gründe. Die artgerechte Tierhaltung wird ange-
führt und die regionale Herkunft der Produkte, die frischere
Lebensmittel verspricht. Aber auch die geringere Schadstoffbe-
lastung der Produkte und die Vorteile für die eigene Gesundheit
sind wichtige Aspekte.

Die Entwicklung geht in die richtige Richtung, doch es gibt viele
Unsicherheiten rund um das Thema. Sind Bioprodukte wirklich
gesünder? Sind sie tatsächlich besser für die Umwelt? Ist überall dort, wo Bio draufsteht, auch Bio drin? Wie erkennt man
gute Bioprodukte? Dies sind alles Fragen, denen ich in diesem
Buch nachgehen werde.

Bleiben Sie gesund – wünscht Ihnen Ihre

Dr. Andrea Flemmer

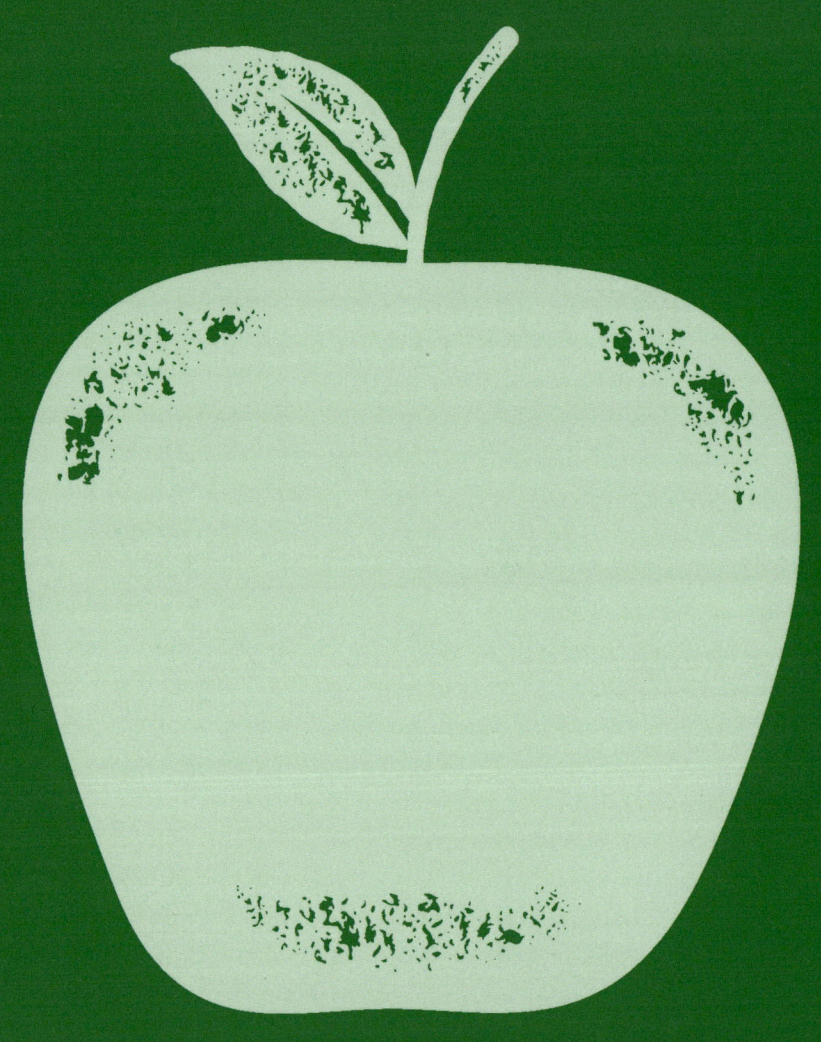

BIO-LEBENS-MITTEL – FÜR IHRE GESUNDHEIT

Die Antwort auf die Frage, warum wir Bio-Lebensmittel kaufen sollten, lautet in der Regel: Sie sind gesünder und schmecken besser. In diesem Kapitel gehen wir der Frage nach, ob das stimmt.

Inhaltsstoffe in Lebensmitteln

Was versteht man eigentlich unter Gesundheit? Sicherlich nicht die viel zitierte „Abwesenheit von Krankheit". Nein! Die Weltgesundheitsorganisation (WHO) definiert in ihrer Satzung Gesundheit als „ein Zustand vollständigen körperlichen, geistigen und sozialen Wohlbefindens und nicht nur das Freisein von Erkrankungen und Gebrechen". Sie sagt auch, dass die Ernährung weltweit ein wichtiger Eckpfeiler in der Gesundheitsversorgung sein soll.

Die Ernährung ist also ein wichtiger Aspekt der Gesundheit. Was aber macht eine gesunde Ernährung aus? Allem voran die Art der Lebensmittel, die wir zu uns nehmen, mit all den Nährstoffen, die darin enthalten sind.

Ernährung ist ein wichtiger Aspekt der Gesundheit.

Diese Nährstoffe brauchen wir, damit unser Körper funktioniert und wir gesund bleiben. Der Körper verändert sich ständig. Die Körpergewebe werden ununterbrochen repariert und erneuert, ständig wird auf- und abgebaut. Jede Zelle ist an diesen Aufbau- und Erneuerungsprozessen beteiligt. Die gesamte Darmschleimhaut erneuert sich innerhalb von zwei bis drei Tagen, die Haut innerhalb von drei bis vier Wochen, der Umbau der Knochen dauert einige Jahre. Damit diese Prozesse reibungslos funktionieren, brauchen die Zellen Nährstoffe, und die bekommen sie aus dem, was wir essen.

Der Gesundheitswert eines Lebensmittels drückt sich also unter anderem darin aus, wie viele und welche Nährstoffe es enthält: wie viele Vitamine, Mineralstoffe und Spurenelemente, Fett, Eiweiß, Kohlenhydrate und sekundäre Pflanzenstoffe.

Da ist die Tatsache, dass 70 000 bis 100 000 künstliche Stoffe in Lebensmitteln bekannt sind, sicherlich nicht beruhigend. Jährlich kommen sogar noch etwa 10 000 Substanzen neu dazu. Die Universität Leicester in England hat bei einer Untersuchung in einer einzigen Körperzelle eines 30-jährigen Menschen 500 künstliche Stoffe gefunden. Gesundheitsrisiken nicht ausgeschlossen.

70 000 bis 100 000 künstliche Stoffe in Lebensmitteln sind bekannt.

Seit längerer Zeit befassen sich Experten damit, welche Inhaltsstoffe in Lebensmitteln dazu beitragen können, die Gesundheit zu erhalten. Sie suchen nach Substanzen, die gesundheitliche Schäden verhindern und vor Krankheiten schützen können. Es wurde bereits eine Reihe solcher wirksamen Inhaltsstoffe entdeckt und es kristallisiert sich heraus, dass Bio-Lebensmittel höhere Konzentrationen der wertvollen Substanzen enthalten. Zu einigen gibt es inzwischen konkrete Erkenntnisse, insbesondere zu Vitamin C, Mineralstoffen und Antioxidantien.

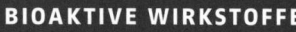

BIOAKTIVE WIRKSTOFFE

Zunehmend rücken bioaktive Wirkstoffe in den Mittelpunkt des Interesses. Dazu gehören neben Ballaststoffen die sogenannten sekundären Pflanzenstoffe, die zahlreiche positive Wirkungen haben: Sie sind krebsvorbeugend, wirken zum Teil gegen Mikroorganismen und schützen damit vor Infektionen. Sie wirken gegen Blutgerinnsel, beeinflussen das Immunsystem, hemmen Entzündungen und regulieren den Blutdruck. Manche senken den Cholesterinspiegel, regulieren den Blutzuckerspiegel und wirken verdauungsfördernd. Insgesamt unterstützen sie unsere Gesundheit in einer Welt mit hoher Umweltverschmutzung, künstlichen Zusatzstoffen in Lebensmitteln, viel Stress und oft genug einer insgesamt ungesunden Lebensweise.

Diese bioaktiven Wirkstoffe sind also eine wunderbare Sache, allerdings gibt es davon vermutlich 10 000 auf der Welt. Davon etwa 250 in europäischen Pflanzen, von 120 ist ihre Funktion bekannt. Wie soll man nun herausfinden, welche heilsbringenden Substanzen in welchem Lebensmittel enthalten sind? Von einigen Lebensmitteln wissen wir, dass sie sehr viele davon aufweisen, zum Beispiel Grünkohl und Knoblauch. Aber die anderen? Sind sie weniger gesund? Müssen tatsächlich Tausende von Untersuchungen durchgeführt werden, um dem gesundheitlichen Wert der verschiedenen Lebensmittel auf die Spur zu kommen?

Glücklicherweise ist das nicht nötig. Dank moderner Verfahren können Lebensmittel inzwischen sehr schnell auf spezielle gesundheitliche Wirkungen getestet werden.

Vitamin C

Immer wieder ist zu lesen, dass Bioobst und Biogemüse vitamin- und mineralstoffreicher ist, und kritische Stimmen versuchen dies immer wieder zu widerlegen. Derartige Untersuchungen sind nicht einfach durchzuführen, da der Vitamin- aber auch der Mineralstoffgehalt von Obst, Gemüse und anderen Nahrungsmitteln von vielen Faktoren abhängt: Dauer des Transports, Art der Lagerung, Sonnenexposition, Sorte, Standort, Witterungsverlauf bzw. klimatische Bedingungen, Erntezeitpunkt, Lagerzeit, Reifegrad etc. All dies erschwert es, wissenschaftlich gesicherte Daten zum Vitamin- und Mineralstoffgehalt von Lebensmitteln zu ermitteln.

Inzwischen gibt es jedoch hervorragende wissenschaftliche Tests, die ergaben, dass Bioobst und Biogemüse tatsächlich mehr Vitamine und Mineralstoffe enthalten als herkömmliche Produkte. Natürlich gibt es Ausnahmen, zum Beispiel haben altes oder gar verschrumpeltes Obst und Gemüse viele Vitamine verloren, Bio hin oder her. In folgenden Lebensmitteln konnte die Vitamin-C-Konzentration bestimmt werden:

> Bio-Lebensmittel haben nachweislich einen höheren Gehalt an Vitamin C als herkömmlich angebaute Produkte.

- Bio-Weißkraut enthielt 30 % mehr Vitamin C als herkömmliches Weißkraut.
- Bio-Äpfel hatten ganz allgemein höhere Vitamin-C-Gehalte als herkömmlich angebaute Äpfel.
- Biologisch angebaute Paprikasorten enthielten mehr Vitamin C als herkömmlich angebaute.

Grund dafür ist die Art der Düngung: Wurden beim Anbau anstelle von Kunstdünger Mist und andere natürliche Düngersubstanzen (wie im Bioanbau vorgeschrieben) verwendet, enthielten die Tomaten deutlich mehr Vitamin C. Dasselbe Ergebnis ergab sich bei Mangold, Kohl und grünen Bohnen. Die Resultate waren eindeutig: Organisch gedüngte Produkte neigen ganz allgemein zu einem höheren Vitamin-C-Gehalt als konventionell erzeugte Lebensmittel. Ein Vergleich der unterschiedlichsten Qualitätsmerkmale bei Gemüse, das auf kompost- bzw. stallmistgedüngten Parzellen (wie dies beim Bioanbau geschieht) gewachsen war, ergab im zwölfjährigen Durchschnitt gegenüber (konventionell üblicher) Handelsdüngung um 28 % mehr Vitamin C.

Bewiesen ist, dass eine gesteigerte Stickstoffdüngung, wie sie mit Kunstdünger üblich ist, zu einer deutlich erkennbar verminderten Vitamin-C-Konzentration zum Beispiel in Zitrusfrüchten wie Orangen, Zitronen, Grapefruit und Mandarinen sowie in Gemüsearten wie Blumen- und Weißkohl, Eissalat und Lauch führt. Als Ursache der verringerten Vitamin-C-Gehalte wird ein Verdünnungseffekt durch das gesteigerte Wachstum der Pflanzen infolge der hohen Stickstoffzufuhr vermutet. Eine organische Düngung bietet den Pflanzen hingegen eine harmonische Nährstoffzusammensetzung, damit sie reichlich Vitamine und andere Nährstoffe bilden können. Auch den Einsatz an Herbiziden (chemische Mittel zur Unkrautvernichtung) im konventionellen Landbau ist der Vitaminkonzentration der damit behandelten Lebensmittel oft abträglich.

Um von dem höheren Vitamin-C-Gehalt zu profitieren, sollten Sie Bioprodukte der Saison kaufen, die aus der Region stammen, also geringe Transportwege und -zeiten aufweisen. Denn dieses Obst und Gemüse kann voll ausreifen, bevor es geerntet wird, und hat dadurch mehr Zeit, Vitamine zu bilden.

> Über den höheren Vitamin-C-Wert hinaus fand man heraus, dass Biomilch deutlich mehr Vitamin E sowie mehr Betacarotin als herkömmliche Milch enthält.

Mineralstoffe

In verschiedensten Studien wurden in Bio-Lebensmitteln auch höhere Konzentrationen an Mineralstoffen gefunden, zum Beispiel:

- Bio-Zwiebeln enthielten deutlich mehr Kalzium, Magnesium, Bor, Bismut und Selen.
- In Kartoffeln fand man deutlich höhere Mengen an Phosphor, Magnesium, Mangan, Eisen, Kobalt, Kupfer, Zink, Selen und Nickel, dafür weniger von dem gesundheitsschädlichen Kadmium.

Ganz allgemein fand man insbesondere mehr Eisen in ökologisch erzeugten Lebensmitteln. Außerdem weisen sie mehr Magnesium, Kupfer und Phosphor auf. Dies wurde auf die größere Wurzelaktivität und den möglicherweise größeren Bodenvorrat an diesen Stoffen zurückgeführt.

Im zwölfjährigen Durchschnitt fand man 18 % mehr Kalium, 10 % mehr Kalzium und 77 % mehr Eisen und Magnesium in Bio-Lebensmitteln. Dagegen war der Nitratgehalt um fast

100 % niedriger (93 %), und das weniger erwünschte Natrium war immerhin um 12 % geringer.

Antioxidantien

Zu den Antioxidantien zählen unter anderem die Vitamine E und C sowie sekundäre Pflanzenstoffe, wie Betacarotin, Flavonoide, Phytoöstrogene, Protease-Inhibitoren und Sulfide sowie Phenolsäuren (insbesondere die Gerbsäuren). Sie sollen vor verschiedenen Krankheiten schützen, zum Beispiel vor Herz-Kreislauf-Erkrankungen, Arteriosklerose und Krebs, indem sie zellschädigenden Prozessen vorbeugen. Diese werden von sogenannten freien Radikalen verursacht, daher werden Antioxidantien auch als „Radikalfänger" bezeichnet. Sekundäre Pflanzenstoffe sind zudem dafür bekannt, dass sie die antioxidative Wirkung der Vitamine A, C und E um ein Vielfaches übertreffen bzw. steigern können.

Sekundäre Pflanzenstoffe wurden in höherer Konzentration in Bio-Lebensmitteln gefunden, wie Studien in verschiedenen Ländern ergaben, auch außerhalb Europas. So fand man in biologisch angebauten Paprikasorten mehr Phenole und Karotinoide. Eine Studie des Forschungsinstituts für Biologischen Landbau in der Schweiz (FIBL) ergab: Bioäpfel enthielten 18 % mehr Phenole und 22 % mehr Flavonoide. Eine Zehnjahresstudie in den USA zeigte, dass Bio-Tomaten deutlich mehr Antioxidantien enthielten: 79 % mehr Quercetin und 97 % mehr Kampferol. Je länger die Tomaten biologisch

> Bio-Lebensmittel enthalten mehr gesundheitsfördernde sekundäre Pflanzenstoffe.

angebaut wurden, umso größer wurde der Abstand zu den konventionellen Vergleichstomaten. Dies zeigt deutlich, dass Stickstoffüberdüngung und zu rasches Pflanzenwachstum den gesundheitlichen Wert von Tomaten reduzieren.

Ein weiterer großer Vorteil von biologisch angebautem Obst und Gemüse ist, dass man es nicht schälen muss. So bleiben bei Weitem mehr sekundäre Pflanzenstoffe erhalten. Denn zum Beispiel bei Paprika und Tomaten befinden sich in der Schale oder unmittelbar darunter 50- bis 60-mal so viele sekundäre Pflanzenstoffe wie im Rest des Gemüses. Auch eine Apfelschale enthält 100-mal so viele Flavonoide wie die restliche Frucht.

SEKUNDÄRE PFLANZENSTOFFE

Sekundäre Pflanzenstoffe sind keineswegs „zweitrangig". Die Bezeichnung „sekundär" unterscheidet sie vielmehr von den Kohlenhydraten, Fetten, Eiweißen und Ballaststoffen, die im primären Stoffwechsel der Pflanzen gebildet werden.

Weitere gesundheitsfördernde Inhaltsstoffe

Im Rahmen einer zwölfjährigen Studie, die die unterschiedlichsten Qualitätsmerkmale bei Gemüse untersuchte, das organisch gedüngt wurde, fand man 23 % mehr Trockensubstanz, einen um 18 % höheren Eiweißanteil und 23 % mehr Methionin (ein Eiweißbaustein). Auch in einer anderen Studie wurde bei diversen Gemüsesorten (z. B. Hülsenfrüchte und Getreide) ein – im Vergleich zu konventionellen Produkten – erhöhter Gehalt an lebensnotwendigen Eiweißbausteinen festgestellt.

In einem Vergleich von Bio-Suppenmischungen mit konventionellen wurden in ersteren fünfmal höhere Mengen an Salicylsäure festgestellt. Die Substanz stärkt das Immunsystem und beugt Herz-Kreislauf-Erkrankungen vor.

Auch was Antioxidantien angeht, haben regionales, reif geerntetes Bioobst und Biogemüse deutliche Vorteile: Ist das Obst oder Gemüse nicht ausgereift, enthält es nur einen Bruchteil der gesunden Inhaltsstoffe. Durch Transport und Lagerung gehen zusätzlich viele dieser heilsamen Stoffe verloren.

Gesundheitsgefahr Pestizide

Das größte Gesundheitsrisiko, das man selbst beeinflussen kann, ist immer noch das Rauchen. Die Wichtigkeit der Ernährung rückt aber immer stärker in unseren Fokus: Sie haben es in der Hand, Lebensmittel, die Ihrer Gesundheit schaden, zu meiden und durch gesunde zu ersetzen. Doch was macht Lebensmittel ungesund? Das sind weniger bestimmte Inhaltsstoffe, die Menschen nicht gut vertragen oder auf die sie sogar allergisch reagieren, wie Gluten, Weizen oder Laktose. Diese Inhaltsstoffe sind für die meisten Menschen kein Problem. Ganz anders sieht es bei Pestiziden oder Schwermetallen in Lebensmitteln aus: Diese gehören eindeutig zu den Gesundheitsrisiken.

Rückstände von Pestiziden und Schwermetallen in Bio-Lebensmitteln schaden unserer Gesundheit.

Umweltschutzgruppen wie Greenpeace oder die Ernährungshüter von „foodwatch" weisen schon seit langer Zeit darauf hin, dass die Rückstände von Pestiziden, Schwermetallen etc. in Lebensmitteln zu Problemen führen. Behörden und Industrie werden dagegen nicht müde, die Unbedenklichkeit solcher belasteten Lebensmittel zu betonen. „Keine akute Gesundheitsgefahr", heißt es fast immer. Keine akute? Dann muss man wohl Dauerschäden befürchten?

So gut wie immer wird darauf hingewiesen, dass die Proben ja nur selten über den Grenzwerten liegen. Wie aber werden diese Grenzwerte festgelegt? Dazu gehören unter anderem Tierversuche, die jedoch nicht ohne Weiteres auf den Menschen übertragbar sind, wie sich immer wieder gezeigt hat.

Der Agrarwissenschaftler und Landwirt Dr. Felix Prinz zu Löwenstein, Vorstandsvorsitzender des Bundes Ökologische Lebensmittelwirtschaft (BÖLW) und Vorstandsmitglied des Forschungsinstituts für biologischen Landbau (FiBL), wird deutlich: „Als Allererstes müssen wir aus den Insektiziden so weit wie möglich raus. Wir haben bei den Neonicotiden gesehen, dass Mittel, die schon zugelassen waren, hinterher verboten wurden, da die Unbedenklichkeit nicht stimmte. Wir müssen da raus, das ist eine Frage der Vorsorge und der Vernunft!"

> In Bioprodukten befinden sich keine Pestizide. Mehr darüber lesen Sie im Kapitel „Chemie in der Landwirtschaft".

Nicht nur in unserem Land werden Pestizide ausgebracht. Lia Polotzek vom Bund Naturschutz berichtet in der Zeitschrift „Natur und Umwelt" (2/20), dass es in Brasilien jedes Jahr mehr als 6 000 Vergiftungen durch Pestizide gibt. Etwa 150 Menschen sterben daran, Tendenz steigend. Die riesigen

Monokulturen von Mais, Soja und Zuckerrohr werden häufig großflächig vom Flugzeug aus besprüht. „Jede vierte Gemeinde findet heute Rückstände gleich mehrerer Pestizide in ihrem Trinkwasser. Wofür auch die Bayer AG verantwortlich ist: Gemeinsam mit BASF und dem Schweizer Konzern Syngenta ist sie einer der größten Player im Geschäft mit Ackergiften in Brasilien." Unnötig zu erwähnen, dass die Gifte mit den behandelten Feldfrüchten auf unseren Tellern landen.

Längst bewiesen: Bio ist gesünder

Bereits 2007 konnte man im Newsletter Nr. 159 der „BioFach", der Weltleitmesse für Bio-Lebensmittel, folgende Überschrift lesen: „Jetzt offiziell: Bio ist wirklich besser". Was steckt dahinter? Die Online-Ausgabe der „Sunday Times" berichtete von einer vier Jahre andauernden Studie, die 12 Millionen britische Pfund gekostet hatte und von der Europäischen Union unterstützt wurde. Dabei handelte es sich um das bisher größte Forschungsprojekt zu den Vorteilen von ökologischem Landbau und Bio-Lebensmitteln. Die „Sunday Times" war der Ansicht, dass genau diese Studie die jahrelangen Debatten beenden und die Ansicht der Regierung ändern könnte, dass Bio-Lebensmittel nicht nur als Teil eines ganz speziellen Lebensstiles zu sehen sind, sondern dass diese Lebensmittel tatsächlich gesünder sind als die konventionell erzeugten.

> Die Sunday Times spricht davon, dass nach den Ergebnissen der Studie der Genuss von Bio-Lebensmitteln sogar das Leben verlängert.

Tatsächlich zeigte die Studie „Quality Low Input Food" (QLIF), dass Bioobst und Biogemüse über 40 % mehr Antioxidantien aufweisen als konventionelles Obst und Gemüse. Der Koordinator der Studie, Agrarwissenschaftler Professor Carlo Leifert von der britischen Universität Newcastle, betonte, dass die Unterschiede so deutlich seien, dass auch Menschen, die nicht die empfohlenen fünf Portionen Obst und Gemüse täglich essen, genügend wichtige Inhaltsstoffe zu sich nehmen, wenn sie sich mit Bioprodukten ernähren. Da die Bioprodukte mehr gesunde Inhaltsstoffe aufweisen, genügen vier Portionen Obst und Gemüse am Tag, um den Bedarf zu decken.

Noch deutlicher waren die Ergebnisse bei der Milch: Milch von biologisch gehaltenen Kühen enthielt 90 % mehr Antioxidantien und gesunde Fettsäuren als Milch aus herkömmlicher Tierhaltung.

In Großbritannien ist es sogar erlaubt, mit „Bio = gesünder" zu werben. In der Werbung für Bio-Lebensmittel dürfen ihre gesundheitsfördernden Vorzüge benannt werden. Diese beziehen sich auf 22 Aussagen. Sie betreffen zum Beispiel den höheren Gehalt an Vitaminen, essentiellen Aminosäuren und wertvollen Mineralstoffen, aber auch gesundheitsfördernde Aspekte in Zusammenhang mit dem Verzicht auf chemisch-synthetische Dünge- und Pflanzenschutzmittel sowie dem Verbot von prophylaktisch eingesetzten Antibiotika. Die Aussagen müssen dem genehmigten Wortlaut genau entsprechen und dürfen in Werbespots, Prospekten und bei Produktbeschriftungen verwendet werden. Auch der Hinweis darauf, dass für Bio-Lebensmittel nur etwa ein Zehntel der innerhalb der Europäischen Union zugelassenen Zusatzstoffe verwendet werden dürfen und dass mittels biologischer Lebensmittel mögliche allergene Zusatzstoffe vermieden werden können, ist in Großbritannien zulässig. Es wird Zeit, dass dies auch in Deutschland möglich wird!

Was sagen Studien zur gesunden Ernährung?

Wir haben gesehen, dass ökologisch angebaute Lebensmittel sehr häufig mehr gesunde Inhaltsstoffe haben als konventionell erzeugte. Doch es gibt noch mehr, was eine gesunde Ernährung ausmacht.

In immer wieder neuen Ernährungsstudien werden regelmäßig bestimmte Ernährungsweisen oder bestimmte Lebensmittel als Garant für ein gesünderes, längeres Leben gepriesen. Heute sind es Vollkornprodukte, morgen eine fettarme Ernährung, übermorgen sollen möglichst wenige Kohlenhydrate gegessen werden, um gesund alt zu werden.

Für Laien ist dies kaum nachzuvollziehen, zudem sind die Ergebnisse oft widersprüchlich. Die mediterrane Ernährung – viel Obst und Gemüse, Fisch und wenig Fleisch – schneidet in der Regel gut ab, doch eindeutig bewiesen ist das alles nicht.

Die Spanier haben beim Fisch und beim Olivenöl die Nase vorn. Auch in Schweden wird mehr Seefisch und Rapsöl verzehrt als beispielsweise in Deutschland. Das könnte mit ein Grund sein, dass in beiden Ländern weniger Todesfälle durch Herz-Kreislauf-Erkrankungen vorkommen als in Deutschland.

Was die Lebenserwartung angeht, werden in Europa die Schweizer mit im Durchschnitt 83,8 Jahren am ältesten, dicht gefolgt von den Spaniern und Italienern mit durchschnittlich 83,5 Jahren. Die Schweden und Österreicher liegen mit rund 82 Jahren etwas darunter und gleich darauf kommen die Deutschen mit durchschnittlich 81 Jahren. Weltweit steht Honkong mit einem Durchschnitt von 85 Jahren an der Spitze, darauf folgen die Japaner mit einer Lebenserwartung von durchschnittlich 84 Jahren. Dabei ist die Lebenserwartung von Frauen immer etwas höher als die von Männern.

> Ernährungsempfehlungen sind von Land zu Land unterschiedlich. So werden in Deutschland täglich 110 mg Vitamin C angeraten, in Großbritannien 40 mg und in den USA 90 mg.

Begrenzte Aussagekraft von Studien Studien sind auch deshalb schwierig, weil man Menschen nicht über lange Zeit unter Laborbedingungen „halten" kann. Zudem ist oft keine ausreichende Teilnehmerzahl gegeben. So fallen zufällige Unterschiede mehr ins Gewicht.

Genauer sind Studien, bei denen die Teilnehmer Ernährungsprotokolle führen müssen. Das kostet jedoch Zeit und viele verlieren irgendwann die Lust an der Teilnahme. Es darf auch bezweifelt werden, dass die Probanden bei ihren Aufzeichnungen zu 100 % ehrlich oder genau sind. Hinzu kommt, dass die Auswertung solcher Studien schwierig ist. Je nach Methode kann das Ergebnis ein anderes sein.

Weitere Kritikpunkte sind, dass sich der Einfluss von Genen oder der Umwelt nur schwer ausschließen lässt und die meisten

Studien an jungen, gesunden Männern durchgeführt werden. Das schränkt die Empfehlungen dafür, wie die Ergebnisse angewendet werden sollten, deutlich ein. Es gab im Grunde nur eine sehr gute Ernährungsstudie in den USA, die an 50 000 Frauen im Alter zwischen 50 und 70 Jahren durchgeführt wurde. Dabei zeigten Teilnehmerinnen mit gesunder und jene mit ungesunder Ernährung keine Unterschiede im Erkrankungsrisiko.

Eine vegetarische oder sogar vegane Ernährungsweise gilt vielen als erstrebenswert, auch wird gerne behauptet, dass Fleisch und Wurst ungesund sind. Doch zum Beispiel sind Studien, die beweisen sollen, dass Fleisch und Wurst krebserregend sind, derart fehlerbehaftet, dass man sie leider nicht ernst nehmen kann.

Die Empfehlung, möglichst Vollkornprodukte zu wählen, ist ebenfalls weit verbreitet. Sie ist jedoch alles andere als allgemeingültig, denn nicht wenige vertragen zum Beispiel kein Vollkornbrot. Auch soll Vollkorn generell nicht so viel bringen, wie man meint – zu dem Ergebnis kommen zumindest einige Experten, die zum Beispiel die Blutzuckerbelastung im Körper nach dem Verzehr von Vollkornbrot maßen.

Ein klassischer Fall dafür, wie schnell sich Studien überholen können, sind Eier und das Cholesterin. Lange Zeit waren maximal zwei Eier pro Woche erlaubt, um einen zu hohen Cholesterinspiegel zu vermeiden. Inzwischen ist man von dieser Empfehlung wieder abgerückt, denn man hat herausgefunden, dass die Ernährung den Cholesterinspiegel deutlich weniger beeinflusst als gedacht. Vielmehr spielen die Gene eine entscheidende Rolle.

Das macht eine gesunde Ernährung aus

Trotz alledem gibt es inzwischen zahlreiche Studien und Meta-studien, deren Ergebnisse ernst zu nehmen sind. Die folgenden Fakten gelten als gesichert.

- Einzelne Nahrungsmittel haben keine negativen Auswirkungen auf unsere Gesundheit. Für viele Lebensmittel gilt: Erst wenn man zu viel davon isst, werden sie ungesund. Das gilt auch für Chips, Cola etc. Was schmeckt und vertragen wird, ist prinzipiell erlaubt – wenn auch manchmal nur in Maßen.

- Es besteht eine starke Beweiskraft dafür, dass der Verzehr von Fast-food sowie eine westliche Ernährungsweise mit zu viel Zucker, Fleisch und Fett Ursachen für

  Kein Lebensmittel ist ausschließlich gesund oder ungesund für alle.

  Übergewicht sind. Übergewicht stellt wiederum eine Ursache für viele Krebsarten und andere Erkrankungen dar.

- Ein hoher Obst- und Gemüseverzehr reduziert in der Gesamtheit das Erkrankungsrisiko für Bluthochdruck, Herz-Kreislauf-Erkrankungen und Schlaganfall und vermutlich auch für Krebserkrankungen. Allerdings gibt es Grenzen: So konnte bislang keine Untersuchung beweisen, dass Obst und Gemüse vor Krebs schützen.

- Deutliches Übergewicht ist der Hauptfaktor für die meisten Zivilisationskrankheiten, wie Diabetes, Fettstoffwechselstörungen und Herz-Kreislauf-Erkrankungen.

- Die mediterrane Ernährungsweise ist für viele gesund. Ihre wichtigsten Merkmale sind: Täglich Obst, Gemüse, nicht geschälte Getreide und Milchprodukte, viel Olivenöl, moderater Verzehr von Geflügelfleisch, Nüssen, Kartoffeln und

Eiern, regelmäßig Fisch, selten rotes Fleisch – und der Verzicht auf industriell vorgefertigte Nahrung.

- Gemüse und anderes pflanzliches Eiweiß, Nüsse und Vollkornprodukte haben eine herzschützende Wirkung.
- Alle drei Hauptnährstoffe sind wichtig, seien es Kohlenhydrate, Fette oder Eiweiß. Aber auch hier gilt, dass man es nicht übertreiben sollte: Zu viel Eiweiß ist ungesund, es schädigt die Nieren, zu viel Fett ist definitiv nicht gut für die Leber und zu viel Zucker ist nicht gut für die Bauchspeicheldrüse. Dennoch bleibt das Mischungsverhältnis jedem selbst überlassen.
- Vitaminmangel ist fast unmöglich, außer man ist alt, schwanger oder lebt vegan: Problematisch ist lediglich die Folsäure bei Schwangeren bzw. denjenigen Frauen, die schwanger werden wollen, Vitamin D für Ältere und Vitamin B12 für Veganer.
- „Frei von"-Produkte brauchen nur wenige Menschen. Lediglich rund 1 % der Bevölkerung verträgt kein Gluten und rund 15 % der Bevölkerung haben eine Laktoseintoleranz, sollte also auf Milch verzichten. Höher ist der Anteil bei Fruktose, dem Fruchtzucker, darauf reagieren 20–30 % der Bevölkerung mit Beschwerden.
- Viele klassische Ernährungstipps sind überholt, heute ist vieles erlaubt, was noch vor kurzer Zeit als ungesund galt. Das gilt auch für die Anzahl der Mahlzeiten pro Tag. Ob zwei Mahlzeiten am Tag oder auch fünf, das kann jeder selbst entscheiden. Für die Gesundheit macht es keinen Unterschied.
- Für Menschen, die krank sind, gelten andere Ernährungsempfehlungen als für Gesunde. Wer beispielsweise an Gicht, Diabetes oder Rheuma leidet, sollte seine Ernährung danach ausrichten.

- Biolebensmittel sind gesünder. Das wurde schon vor langer Zeit bewiesen. Dies hängt nicht nur mit Pestiziden, Gentechnik und Kunstdünger zusammen, sondern auch mit dem nachweislich höheren Gehalt an sekundären Pflanzenstoffen.

Es gibt also nicht die Ernährungsweise, die für alle das einzig Wahre ist! Auch einzelne Lebensmittel zu verteufeln oder in den Himmel zu loben, ist wissenschaftlich selten haltbar. Aus den aufgeführten gesicherten Fakten folgt:

Ernähren Sie sich abwechslungsreich mit viel Gemüse, wenig Fleisch und viel Fisch und bevorzugen Sie Bio-Lebensmittel. Vermeiden Sie Übergewicht, essen Sie möglichst wenig Zucker und bleiben Sie in Bewegung. Dann machen Sie alles richtig, wenn Sie gesund sind.

Sie sind gesünder, umweltfreundlicher, wohlschmeckender – unschlagbare Argumente, um zu Bio-Lebensmitteln zu greifen.

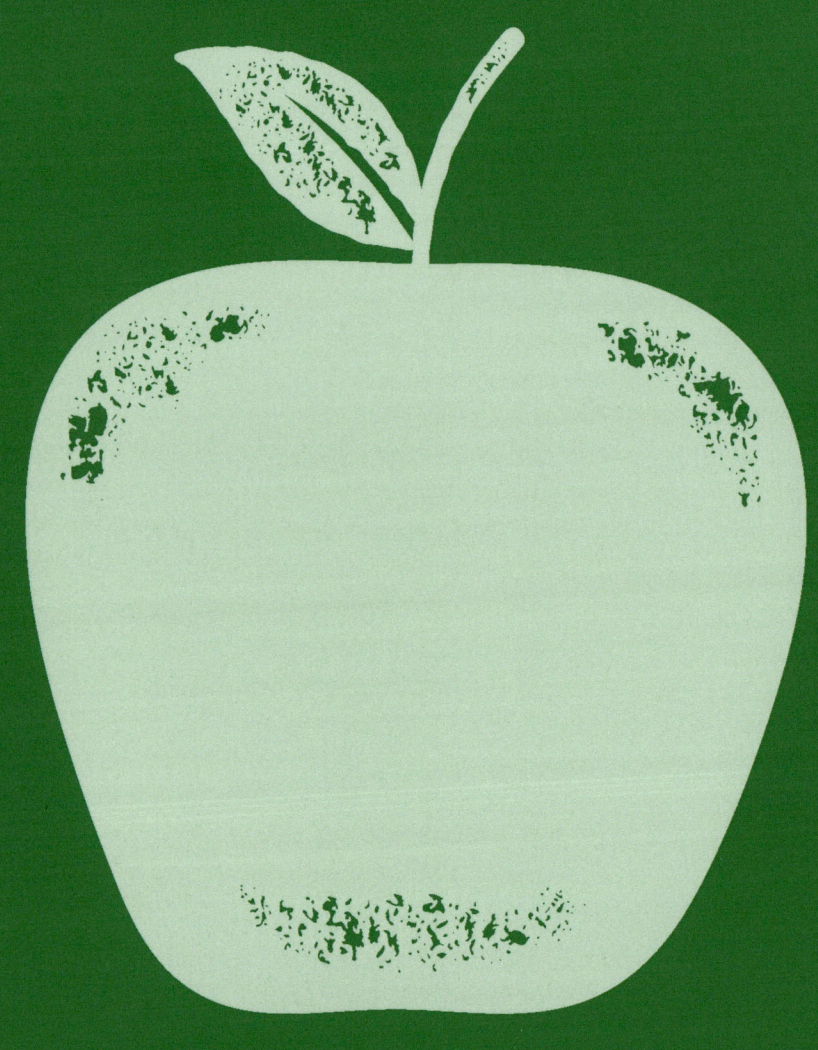

BIO-LEBENSMITTEL UND DIE UMWELT

Weniger Chemie in der Landwirtschaft, keine Monokulturen, artgerechte Tierhaltung, nachhaltiges Wirtschaften – bei der Produktion von Bio-Lebensmitteln wird die Umwelt geschont. Durch ein bewusstes Einkaufsverhalten kann der Verbraucher einiges dazu beitragen.

Artgerechte Tierhaltung

Massentierhaltung ist nicht nur eine Qual für die Tiere, sondern bedeutet auch, dass immer mehr antibiotikaresistente Krankheitserreger in die Nahrungskette gelangen. Werden Tiere artgerecht gehalten, sind sie gesünder, haben ein besseres Immunsystem, sind belastbarer und auch fruchtbarer. Artgerechte Tierhaltung nützt daher Tier und Mensch.

Konventionelles Fleisch enthält nicht zwingend gesundheitsschädliche Rückstände, aber die Wahrscheinlichkeit dafür ist höher als bei Fleisch von Tieren aus artgerechter Haltung. Dazu kommt ein höherer Gehalt an den wertvollen Omega-3-Fettsäuren aufgrund von Weidehaltung und Grasfutter.

> Artgerechte Tierhaltung nützt Tier und Mensch.

In meinem Buch „Tierschutz mit Messer und Gabel", erschienen beim Spurbuch-Verlag, habe ich zahlreiche Möglichkeiten vorgestellt, wie man Fleisch erzeugen kann, ohne die Tiere zu quälen. Als ich mir die Ergebnisse meiner Recherche ansah, stellte ich fest, dass fast alle vorgestellten Tierhalter Biobauern waren.

Was bedeutet „artgerecht"?

Es ist gar nicht so leicht festzustellen, was wirklich „artgerecht" ist. Was gehört dazu, was nicht? Doch in einigen Punkten herrscht Einigkeit. So bezeichnet eine artgerechte Haltung eine Form der Tierhaltung, die sich an den natürlichen Lebensbedingungen der Tiere orientiert und insbesondere auf die angeborenen Verhaltensweisen der Tiere Rücksicht nimmt. Man versucht also, die Haltung an die artspezifischen Bedürfnisse der Tiere anzupassen – im Unterschied zur Massentierhaltung.

Wir dürfen auch nicht vergessen, dass viele Haus- und Nutztiere gar nicht mehr in der Lage wären, sich in ihrer natürlichen Umgebung selbst zu versorgen oder fortzupflanzen. Sie wurden ja speziell gezüchtet, um wirtschaftliche oder sonstige Ansprüche des Menschen zu erfüllen. Dennoch sind viele ursprüngliche Verhaltensweisen erhalten geblieben, man denke nur an den Bewegungsdrang oder den Jagdinstinkt der Tiere oder auch das Bedürfnis, sich verstecken zu können.

Artgerechte Haltung erfordert einen deutlich höheren Aufwand als die Massentierhaltung. Die Tiere brauchen mehr Platz und es wird mehr naturnah gewachsenes Futter benötigt. Da die Tiere sich mehr bewegen dürfen, legen sie langsamer an Gewicht und Fettgewebe zu, brauchen also länger, bis sie geschlachtet und verkauft werden können. Zudem ist es zeitaufwendiger und umständlicher, die Hühnereier einzusammeln und die Kühe zu melken, da bei diesen Tieren der Automatisierungsgrad geringer ist. Obwohl die Produkte von artgerecht gehaltenen Tieren eine höhere Qualität haben, sind die Gewinne für die Bauern teilweise geringer als bei Bauern, die Tiere konventionell, also zum Beispiel in Massentierhaltung oder dauerhaft im Stall halten. Das liegt an dem höheren Aufwand, aber auch an den Verbrauchern, die oftmals nicht bereit oder auch nicht in der Lage sind, den angemessenen Preis für Produkte aus artgerechter Haltung zu bezahlen.

> Artgerechte Tierhaltung findet sich vor allem in der ökologischen Landwirtschaft.

Kriterien für artgerechte Tierhaltung

* Der Lebensraum des Tieres ist an seine Bedürfnisse angepasst.
* Jedes Tier hat ein ausreichendes Platzangebot mit genügend Rückzugsmöglichkeiten und weit reichendem Auslauf.
* Die Bereiche für Fressen, Stuhlabgabe und Liegen sind voneinander getrennt.
* Das Stallklima ist so gut wie möglich an die Tierart angepasst.
* Das Futterangebot entspricht dem, wie es das Tier auch im natürlichen Umfeld vorfinden würde, es entspricht also seinen spezifischen Ernährungsbedürfnissen.
* Zusätzliche Beschäftigungs- und Pflegemöglichkeiten wie Massagegeräte können durch die Tiere selbstständig ausgelöst und genutzt werden, um fehlende Möglichkeiten – beispielsweise das Schaben an Bäumen – in freier Natur zu ersetzen.
* Die Größe der gehaltenen Tiergruppe entspricht dem Sozialverhalten der Tiere.
* Bei der Tötung der Tiere wird ihre Würde beachtet, sie werden als Lebewesen respektiert.
* Die Transportzeiten zum Schlachthof sind bei EU-Bio wie bei konventioneller Tierhaltung nicht begrenzt. Die Bio-Verbände sind strenger, sie begrenzen die Transportzeit auf maximal vier Stunden.

Beispiele für artgerechte Tierhaltung

Artgerechte Schweinehaltung Schweine laufen und schwimmen gerne. In natürlicher Umgebung leben die Muttersauen oder Bachen in Familienverbänden von zwei bis vier Sauen mit ihren Ferkeln auf 100 bis 500 Hektar. Man nennt eine solche Gruppe Rotte. Sie durchwandert auf Laufrouten ihr Gebiet und ist fast den ganzen Tag mit der Futtersuche beschäftigt. Fressen die Schweine gerade nicht, ruhen sie sich aus, spielen oder suhlen sich im Schlamm. Schweine sind – entgegen der Bezeichnung „Drecksau" – saubere Tiere. Sie nutzen spezielle Plätze, die getrennt von Nest und Futterplätzen sind, als Toilettenbereich.

Nach heutigen Erkenntnissen sind Schweine neugierig, spielfreudig und kuscheln gern. Ihre Rüssel sind robuste und hochsensible Riech-, Wühl- und Tastorgane. Vor allem die Ferkel, aber auch ausgewachsene Tiere verbringen nach Möglichkeit rund drei Viertel ihrer wachen Zeit damit, wühlend und grabend nach Nahrung zu suchen.

Die Bio-Verbände und die Träger des staatlichen Bio-Siegels versuchen in der Schweinehaltung dieses natürliche Verhalten zu ermöglichen. Also erhalten die Tiere generell mehr Platz im Stall als bei konventioneller Haltung. Sie haben mehr Auslauf im Freien, mehr Möglichkeiten zum Spielen und sollen auch die Möglichkeit haben, sich zu suhlen.

Besser als den EU-Bioschweinen geht es den Schweinen bei Bio-Verbänden wie zum Beispiel Demeter oder Bioland.

Leider garantiert nicht jedes Bio-Label jederzeit glückliche Schweine. Man kann das EU-Bio auch als die Bio-Light-Version ansehen. In diesem Falle dürfen Bauern 14 Schweine pro Hektar halten. Bei Bioland, Naturland und Biopark sind nur 10 Schweine auf den Hektar erlaubt.

Artgerechte Hühnerhaltung Die Stammform des Haushuhns, das Bankivahuhn, lebt in „territorialen Brutharems" – also ein Hahn für mehrere Hühner auf festgelegtem Gebiet – mit einer Gruppengröße von 5 bis 20 Hennen mit jeweils einem Hahn. Das Territorium einer Gruppe ist zwischen 0,3 bis 2 Hektar groß. Innerhalb dieser kleinen Gruppen bilden die Hühner die bekannte Hackordnung aus, wobei der Hahn das dominante Tier ist. Sein Verhalten beeinflusst die gesamte Gruppe. Die Tiere verbringen den Großteil des Tages mit Futtersuche, also mit Picken und Scharren, und baden im Staub, um ihr Federkleid zu pflegen. Sie übernachten in der Regel auf Bäumen, um vor Feinden geschützt zu sein.

Gruppengrößen von etwa 30 bis 120 Hennen scheinen noch akzeptiert zu werden.

Die Haltung von Legehennen ist für Ökohöfe ein bedeutender Wirtschaftsfaktor innerhalb der Tierhaltung. In der ökologischen Legehennenhaltung muss für jede Henne eine Auslauffläche von 4 Quadratmetern und eine landwirtschaftliche Nutzfläche von 43,5 Quadratmetern (230 Legehennen/Hektar) nachgewiesen werden.

Grundsätzlich muss Tageslicht und viel freie Bewegung im Stallinnenraum gewährleistet werden. Die Hennen müssen Zugang zu einem bewachsenen Grünauslauf haben, wobei klimatische Gegebenheiten, Umweltaspekte, Tieralter und weitere Ausnahmeregelungen Berücksichtigung finden können. Ein Stall darf maximal 3000 Legehennen beherbergen.

Das Stutzen der Schnabelspitzen ist verboten. Dies muss auch beim eventuellen Zukauf von Junghennen aus konventioneller Herkunft berücksichtigt werden.

Artgerechte Rinderhaltung Rinder sind intelligente, neugierige und soziale Tiere und haben einen hohen Platzbedarf. Freilebende Rinder verbringen ca. 10 Stunden pro Tag mit dem Abgrasen von Wiesen. Sie leben in Sozialverbänden, die häufig aus etwa 20, aber manchmal auch aus deutlich mehr Tieren bestehen. In diesen Gruppen gelten feste Verhaltensregeln: So ist etwa die Distanz, die ein jedes Tier zu bestimmten Artgenossen einhalten muss, durch seinen Status in der Herde genau geregelt.

Artgerechte Haltung von Rindern bedeutet, dass Rinder in Laufställen gehalten werden, in denen sie sich frei bewegen können. Sie brauchen Zugang in ein Freigelände und kommen so oft wie möglich auf die Weide. Dass sie nicht alleine gehalten werden, versteht sich von selbst.

Artgerechte Haltung von Rindern bedeutet, dass diese in Laufställen gehalten werden, in denen sie sich frei bewegen können.

Artgerecht halten, schonend schlachten

Generell geht man davon aus, dass artgerecht gehaltene Tiere lebhafter, gesünder, weniger anfällig für Stress und friedfertiger im gegenseitigen Umgang sind. Sie werden bei guter Fütterung und ausreichenden Hygienemaßnahmen weniger krank und benötigen daher weniger Medikamente. Medikamentenrückstände im Fleisch sind hier kein Thema. Wenn irgend möglich, werden Naturheilverfahren eingesetzt, um erkrankte Tiere zu kurieren. Konventionelle Medikamente sind nur in Ausnahmefällen erlaubt, in der Regel auch nur, um dem Tier Leid zu ersparen. Antibiotika zur Vorbeugung oder als Masthilfe sind verboten.

Biotiere werden nicht auf Kosten ihrer Gesundheit zu Hochleistung getrimmt. Da die Richtlinien die Bauern veranlassen, hauptsächlich Futter von ihrem eigenen Hof zu verwenden, wissen sie, was ihre Tiere fressen. Müssen tatsächlich Medikamente eingesetzt werden, um eine Krankheit zu kurieren, so sind die Wartezeiten, bis das Tier vermarktet wird, doppelt so lang wie in der konventionellen Tierhaltung.

Tieren, die geschlachtet werden, versucht man die quälenden Transporte zu ersparen und die Transportzeit auf maximal zwei Stunden zu beschränken. Sie sind möglichst nachts oder an heißen Tagen in den frühen Morgenstunden unterwegs. Elektroschocks sind nicht nötig, denn die Tiere hatten genügend Bewegung und sind nicht bereits durch den Gang zum Transporter überfordert. Auch beim Schlachthof achtet man darauf, dass die Tiere so schonend wie möglich behandelt werden. Laut EU-Bioverordnung ist Stress vor und während der Schlachtung zu vermeiden. Die Folge ist eine bessere Fleischqualität.

Wenn es in Deutschland ausschließlich ökologischen Landbau gäbe, müssten wir unseren Konsum an tierischen Produkten (Fleisch, Milch etc.) um etwa ein Drittel reduzieren. Das wäre problemlos möglich – wie die mediterrane Ernährungsweise zeigt, die genussbetont, aber dennoch insgesamt gesünder ist.

> Weniger Fleisch bedeutet keinesfalls weniger Genuss, wie die mediterrane Ernährung beweist.

Mehr gesunde Inhaltsstoffe im Fleisch

Untersuchungen der Universität Rostock zeigten, dass Rinder, die auf der Weide stehen und viel Grünfutter fressen, einen höheren Anteil an Omega-3-Fettsäuren in ihrem Fleisch aufweisen als Tiere, die im Stall stehen und mit sogenanntem Kraftfutter (Sojaschrot und/oder Futtermais) und Getreide gemästet werden. Diese gesunden Fettsäuren kommen auch in Fisch vor und wirken blutdruck- und cholesterinsenkend. Grünfutter sowie Weidegang wird von den meisten Ökoverbänden vorgeschrieben.

Das Leibniz-Institut für Nutztierbiologie (FBN) fand bereits 2004 heraus, dass Weidehaltung für besonders gesundes und dazu noch schmackhaftes Fleisch sorgt. „Solches mit n-3-Fettsäuren angereicherte Rindfleisch stellt ein gesundes Nahrungsmittel und einen wichtigen Baustein für die Versorgung des Menschen mit essentiellen Fettsäuren dar", so das FBN.

> Omega-3- und Omega-6-Fettsären werden in der Fachliteratur auch als n-3- und n-6-Fettsäuren bezeichnet.

Drei Jahre lang forschte das Institut mit Kooperationspartnern in Großbritannien, Irland, Frankreich und Belgien im Rahmen des EU-finanzierten Forschungsprojekts „Healthy Beef". Die Untersuchung umfasste verschiedene Haltungssysteme, zum Beispiel Stall und Weidehaltung, sowie unterschiedliche Fleischrindrassen. „Im Fleisch von Bullen unterschiedlicher Rassen, die während der Sommerperioden auf der Weide gehalten wurden, konnte eine dreifach höhere Anreicherung von n-3-Fettsäuren gemessen werden." Dabei hängt der ernährungsphysiologische Wert dieser mehrfach ungesättigten Fettsäuren nicht nur von ihrer absoluten Menge im Fleisch ab, sondern auch vom Verhältnis der beiden Fettsäurefamilien und Omega-6 und Omega-3 zueinander. Dies war im Fleisch der Weiderinder des EU-Projektes sehr gut. Der Anteil an Omega-3-Fettsäuren im Fleisch von Weidevieh aus artgerechter, biologischer Tierhaltung kann sogar mit dem Anteil dieser gesunden Fettsäure in den Atlantikfischen Dorsch oder Kabeljau mithalten.

Die Wissenschaftler fanden auch heraus, dass im Fleisch der Weiderinder die Konzentration der Arachidonsäure, einer Omega-6-Fettsäure, deutlich messbar verringert ist. Diese Fettsäure gilt als entzündungsfördernd und ist problematisch für viele Krankheiten, die das Herz-Kreislauf-System betreffen, aber auch für rheumatische Erkrankungen. Zusätzlich findet man in den Weidetieren geringere Gehalte an gesättigten Fettsäuren, die ebenfalls problematisch für Herz-Kreislauf-Erkrankungen sind.

Da Fette und Fettsäuren auch Träger zahlreicher fettlöslicher Vitamine (Vitamin A, D, E und K) sind, ist es nachvollziehbar, dass im Fleisch von Weidetieren höhere Konzentrationen dieser

Vitamine gefunden werden. Ein weiteres erfreuliches Ergebnis des EU-Projektes ist, dass Weideperioden zur Verstärkung des Aromas und zur Verbesserung der Lagerfähigkeit von Rindfleisch beitragen. Man führt dies auf die im Gras vorhandenen hohen Gehalte an Vitamin E zurück.

Aber nicht nur das Fleisch von Weidetieren ist besser, auch bei Milchkühen hat eine artgerechte Haltung positive Auswirkungen. Aktuelle Forschungsergebnisse zu Milch zeigen, dass biologisch produzierte Milch einen höheren Nährwert hat als konventionell erzeugte. Eine Studie zeigte, dass der Gehalt an den gesunden Omega-3-Fettsäuren in Biomilch dreimal so hoch sein kann. Zusätzlich enthielt diese 20 % mehr Antioxidantien und Vitamine.

> Eine artgerechte Haltung hat positive Auswirkungen auf das Fleisch von Weidetieren und die Milch von Milchkühen.

Ähnliches gilt für Muttermilch von stillenden Frauen, die sich hauptsächlich von Milch und Fleischprodukten auch biologischer Erzeugung ernährten. Sie hat einen um 50 % höheren Gehalt an mehrfach ungesättigten Fettsäuren. Wie schon erwähnt, werden bei diesen Fettsäuren gesundheitsfördernde Wirkungen wie „krebshemmend", „cholesterinsenkend", „entzündungshemmend", „Reduktion der Blutplättchenverklumpung" und „Minderung der Arterienverkalkung" bestätigt.

Der Grund für den hohen Gehalt an den gesunden Fettsäuren ist, dass der Fettanteil des natürlichen Weidegrases zu zwei Dritteln aus den langkettigen Omega-3-Fettsäuren besteht, Futtermais oder Sojamehl (Kraftfutter) enthalten deutlich weniger. Auch die Pflanzenvielfalt auf Bio-Wiesen spielt vermutlich eine Rolle.

Produkte aus artgerechter Tierhaltung sind erwiesenermaßen gesünder.

Somit bewirkt artgerechte Tierhaltung, wie sie bei der ökologischen Landwirtschaft vorgeschrieben ist, nicht nur bei Rindern, sondern generell bei allen pflanzenfressenden Tierarten gesünderes Fleisch und gesündere Milch.

Nie wieder Angst vor BSE

BSE (Bovine Spongiforme Enzephalopathie) auch „Rinderwahnsinn" genannt, entstand vermutlich, weil Kadaver von Schafen, die an Scrapie (Traberkrankheit) gestorben waren, in Pulver verwandelt, aus Kostengründen nur mäßig erhitzt und an strenge Vegetarier – nämlich Rinder – verfüttert wurden.

Die Erkrankung gibt noch einige Rätsel auf. So gerieten bestimmte Pestizide in Verdacht, die Krankheit auszulösen, und auch über die Übertragbarkeit gibt es vor allem Vermutungen. Sicher ist jedoch, dass die neue Form der Creutzfeld-Jakob-Krankheit (vCJK) die menschliche Variante des Rinderwahnsinns ist. Hätte man damals, als 1987 die ersten Fälle von „Rinderwahnsinn" in Großbritannien auftraten, sofort gehandelt, dann hätte sich BSE nicht über ganz Europa und darüber hinaus verbreitet.

Ob die Gefahr der Ansteckung groß ist, lässt sich nicht beantworten. Betrachtet man die Anzahl der vCJK-Erkrankungen in

England, wo alle Betroffenen BSE-infiziertes Fleisch bzw. tierische Bestandteile zu sich genommen haben – wenn auch nur in Tablettenform durch Gelatine – dann muss man realistischerweise sagen, dass Rauchen und Autofahren weitaus gefährlicher sind.

Aber auch aus anderen Ländern sind Erkrankungen bekannt, die nach der Ansicht von Fachleuten fast ausschließlich auf importiertes britisches Rindfleisch zurückzuführen sind. Als größter Risikofaktor gilt der Verzehr von Fast Food mit Separatorenfleisch-Bestandteil (Hamburger, Döner).

Wer BSE ganz sicher vermeiden will, kauft Biofleisch, denn die Tiere dürfen bereits seit 1980 nicht mit Kadavermehl gefüttert werden. Auch wenn die Theorie mit den Pestiziden stimmt, sind Sie mit Ökoprodukten auf der sicheren Seite, da Biobauern keine verwenden dürfen. Ökofleisch bietet also die größtmögliche Sicherheit gegenüber dem BSE-Erreger.

> Wer BSE ganz sicher vermeiden will, kauft Biofleisch.

Vorteile von artgerecht erzeugtem Fleisch

Fassen wir die Vorteile artgerechter Tierhaltung zusammen:
- Deutlich höhere Gehalte an Omega-3-Fettsäuren im Fleisch und in Milch
- Optimales Verhältnis von Omega-6- zu Omega-3-Fettsäuren in tierischen Produkten
- Kein oder kaum Bedarf an Medikamenten bei artgerecht gehaltenen Tieren

- Bildung natürlicher Muskelmasse
- Keine Gefahr von Antibiotika, Hormonen und anderen Chemikalien als Rückstände im Fleisch und auch in Pflanzen
- Kein Fleisch von gestressten Tieren
- Keine Gefahr von Resistenzbildung gegen die eingesetzten Antibiotika
- Kein saft- und kraftloses Fleisch, sondern saftige, wohlschmeckende Schnitzel und andere Produkte
- Keine zusätzlichen Medikamente gegen Parasitenbefall bei einer Haltung mit begrenzter Anzahl von Tieren
- Kein belastetes Trinkwasser durch Tierhaltung
- Keine Ansteckungsgefahr mit BSE, da Kadavermehlfütterung verboten
- Keine Rückstände aus chemisch-synthetischen Futterzusätzen
- Vermeidung von Gentechnik, auch was das Futter angeht
- Keine Verwendung von Masthilfsmitteln oder Beruhigungsmitteln für die Transporte

TRANSPARENTE HERSTELLUNG

Oft kaufen wir Lebensmittel ohne zu wissen, woher sie kommen. Insbesondere für verarbeitete Produkte ist eine Angabe zum Herkunftsland der Bestandteile nicht vorgeschrieben. Eine transparente Herstellung sieht anders aus.

Auch Bioprodukte sind nicht immer, aber immer öfter entsprechend deklariert. Im Kapitel „Bio-Lebensmittel eindeutig erkennen" erfahren Sie, was Sie beim Kauf von Bioprodukten beachten sollten.

Chemie in der Landwirtschaft

In der konventionellen Landwirtschaft wird viel Chemie eingesetzt, in erster Linie als Pflanzenschutzmittel, aber auch als Dünger. Nur so ist es möglich, günstige Lebensmittel zu erzeugen – mit fatalen Folgen für die Umwelt. Um beispielsweise das durch die konventionelle Landwirtschaft belastete verschmutzte Wasser wieder aufzubereiten, entstehen in Europa Kosten in Höhe von etwa 320 Milliarden Euro.

Wissenschaftler der Uni Augsburg haben in einer Studie (siehe auch Kapitel „Warum Bio seinen Preis wert ist") diese Kosten auf den Preis der Lebensmittel umgelegt und sind zu folgendem Ergebnis gekommen:

- Gemüse wäre um 6 % teurer
- Fleisch würde 43 % mehr kosten
- Milch wäre um ein Drittel teurer

Lebensmittel aus konventionellem Anbau wären dann ungefähr genauso teuer wie Bio-Lebensmittel.

Der Einsatz von Chemie birgt noch weitere Probleme. Da bei Pflanzenschutzmitteln immer wieder Resistenzen entstehen, müssen die eingesetzten Chemikalien immer wieder gewechselt werden. Ein Phänomen, das ebenfalls seit Jahrzehnten bekannt ist. Insekten und Pflanzen (Unkräuter) werden auf Dauer unempfindlich gegen ein künstlich hergestelltes Mittel. In den USA haben bereits viele Bauern Problem mit solchen „Superunkräutern", auch in Europa nehmen sie zu.

Mithilfe von Chemie konnten Bauern das anbauen, was am meisten Gewinn einbrachte. Das funktioniert nun nicht mehr. Auf den Feldern herrschen nicht die Gesetze der Wirtschaft, sondern die der Natur – und neue Sorten zu entwickeln, kostet Zeit und Geld. Wird überdüngt, hat man Lachgas in der Luft und Nitrat im Boden – demzufolge im Gemüse und anderen Ackerprodukten.

Der Bioanbau bringt nur 80 % der Leistung von konventioneller Landwirtschaft, doch dafür hat er einige entscheidende Vorteile:

* kein Nitrat im Trinkwasser
* keine chemisch-synthetischen Pestizide im Trinkwasser
* keine Monokulturen
* kein Insektenschwund
* mehr Arbeitsplätze, da mehr mechanische Arbeitsschritte erforderlich sind

Selbstverständlich müssen sich auch Biobauern gegen sogenanntes Unkraut wehren. Das geschieht durch Hacken und Entfernen der Pflanzen, die die Ernte reduzieren. Diese Maßnahmen sind aufwendig, aber das Unkraut kann keine Resistenzen dagegen entwickeln.

Pestizide

Der Begriff „Pestizide" bezeichnet sämtliche chemische Mittel zur Vernichtung von pflanzlichen und tierischen Schädlingen aller Art. Dazu zählen Pflanzenschutzmittel und Schädlingsbekämpfungsmittel in der Landwirtschaft, aber auch Biozide, die im Haushalt eingesetzt werden, als Desinfektionsmittel oder Mittel gegen Schaben und andere Schädlinge.

Pflanzenschutzmittel sind Mittel gegen Schadorganismen der Kulturpflanzen. Man unterscheidet zum Beispiel Herbizide gegen Unkräuter und Fungizide gegen Pilze. Bei den Schädlingsbekämpfungsmitteln gibt es Insektizide gegen Insekten, Rodentizide gegen Nager wie Mäuse oder Schermäuse (Wühlmäuse oder Wasserratten), Akarizide gegen Milben und andere Spinnentiere, Larvizide gegen die Larven von Insekten und Milben etc.

Konventionelle Bauern dürfen chemische Pestizide einsetzen. Davon gibt es etwa 290. Rund 35 000 Tonnen Pestizide landen jedes Jahr auf deutschen Feldern. So wird eine Apfelbaumplantage 30-mal im Jahr gespritzt. Unnötig zu erwähnen, dass die Schädlingsbekämpfungsmittel auch auf Bienen und andere Insekten wirken.

> Solange der Verbraucher perfektes Obst und Gemüse bevorzugt, werden Pestizide eingesetzt.

Inhaltsstoffe einzelner Pestizide können Krebs auslösen, die Fruchtbarkeit beeinflussen und das ungeborene Kind schädigen. Zudem werden oft mehrere verschiedene Pestizide angewandt, deren Wirkungen sich möglicherweise gegenseitig noch verstärken.

Professor Stefan Kühne vom Julius-Kühn-Institut (Bundesforschungsinstitut für Kulturpflanzen) macht auch das Verbraucherverhalten für den hohen Einsatz von Pestiziden verantwortlich. Wenn an einem Apfel nicht die kleinste Schorfstelle zu finden sein darf, geht das nicht ohne Chemie.

Probleme beim Einsatz von Pestiziden

Der konventionelle Bauer, der Pestizide ausbringt, muss Sicherheitsbestimmungen einhalten. Allem voran muss er Handschuhe tragen und sehr sauber arbeiten. Anschließend müssen alle verwendeten Gefäße gespült werden, inklusive dem Pestizidbehälter.

Beim Ausbringen des Giftstoffs ist auf das Wetter zu achten. Ist es windig, darf das Mittel nicht eingesetzt werden, um zu verhindern, dass es in den Blühstreifen oder ins nahe gelegene Gewässer gelangt.

Das Pestizid wird vernebelt auf dem Feld verteilt, dann bildet sich ein dünner Film auf dem Acker. Ist das Wetter dann nicht stabil, muss erneut gespritzt werden. Im positiven Fall wächst der Unkrautkeimling durch den Pestizidfilm hindurch und stirbt ab, während die Wunschpflanze, zum Beispiel die Kartoffel unbehelligt wachsen kann.

Gelangt das Pestizid auf den Blühstreifen, werden die Pflanzen und die Insekten dort beeinträchtigt, inklusive der Bienen. Das Ergebnis ist das typische Bild auf landwirtschaftlichen Flächen: nur noch wenige Pflanzen und ein gewaltiger Verlust an Biodiversität.

Pestizide bedeuten einen gewaltigen Verlust an Biodiversität.

Auch wenn sie sorgsam ausgebracht werden, verbreiten sich Pestizide: Über kurz oder lang findet man sie in der ganzen Umgebung, bis hin zum Grundwasser, das schließlich unser Trinkwasser wird. Und dort findet man sie auch noch nach längerer Zeit und in höheren Konzentrationen, als man ursprünglich vermutete – die gefundenen Werte sind um ein Zehnfaches höher. Das erklärt auch, warum empfindliche Arten im Umfeld einer Pestizidanwendung gar nicht mehr zu finden sind.

Die Pestizide im Trinkwasser kann man zwar herausfiltern, das kostet allerdings viel Geld – und es ist nicht möglich, sämtliche Schadstoffe zu entfernen.

Christine Vogt hat im Auftrag des Umweltinstituts München überprüft, ob sich Pestizide auch in der Luft finden lassen. Das Ergebnis (29.9.20): „Fast überall fanden wir gleich mehrere Pestizidwirkstoffe in einer Probe: In rund 75 % der Proben haben wir mindestens fünf verschiedene Wirkstoffe gefunden und an den Standorten mit der größten Belastung sogar mehr als 30. Besonders häufig haben wir das Totalherbizid Glyphosat gefunden.“

Dazu kommt, dass die Schädlingsbekämpfungsmittel nicht nur gegen Insekten und Co. eingesetzt werden, sondern auch, um zum Beispiel Kartoffeln leichter ernten zu können. Dazu wird ein Wachstumshemmer der Kartoffelpflanze verwendet und dann ein Pestizid, um zu verhindern, dass die abgeernteten Kartoffeln keimen, dass Früchte zu schnell reifen und, und, und.

Obwohl 12 % der Landwirte inzwischen ökologisch wirtschaften, fließen nur 2 % der landwirtschaftlichen Forschungsgelder in den Ökoanbau.

Andere Möglichkeiten des Pflanzenschutzes

Die EU-Bio-Vorgaben und erst recht die Vorgaben der Bioverbände erlauben weder die Anwendung chemisch-synthetischer Pestizidwirkstoffe noch den Einsatz chemisch hergestellter Düngemittel. Das heißt: keine Chemikalien, die künstlich im Labor hergestellt wurden. Das Repertoire erlaubter Pflanzenschutzmittel ist daher stark eingeschränkt, es umfasst nur 10 % der konventionellen Pestizide. Das bedeutet aber nicht, dass der Bio-Landwirt Insektenfraß und Unkraut schutzlos ausgeliefert ist. Für manche Betriebe, zum Beispiel im Ackerbau, sind auch gar keine Schädlingsbekämpfungsmittel erforderlich. Die erlaubten Mittel benötigt der Biobauer eher im Intensivanbau wie beim Wein und Obst.

Es gibt verschiedene Alternativen zum Einsatz von Chemikalien:

- Das „Verschütten": Der Biobauer schüttet Erde auf das Feld, in dem er zum Beispiel Kartoffeln angesät hat. Andere Pflanzen bzw. das Unkraut, das möglicherweise schon gekeimt hat, können dann nicht mehr wachsen. Die Methode ist in etwa doppelt so aufwendig wie das Sprühen von Pestiziden.
- Unkraut wird mechanisch entfernt – dafür gibt es auch Maschinen.
- Sogenannte naturstoffliche Mittel, zum Beispiel Pflanzenauszüge wir Brennesselbrühe oder Pyrethrum (natürliches Insektizid das in verschiedenen Chrysanthemenarten vorkommt). Auch die Samen des Neembaumes (aus denen das natürliche Insektizid Azadirachtin isoliert wird) dürfen verwendet werden.

- Erlaubt sind auch Mittel auf Basis von Paraffinölen, Pflanzenölen, tierischen Ölen oder Schmierseife.
- Ökologische Schädlingsbekämpfung mit natürlichen Feinden (Nützlingseinsatz): Dazu gehören zum Beispiel das Bakterium Bacillus thuringiensis oder spezielle Viren.
- Substanzen aus Kupfer, Kaliumpermanganat oder Schwefel dürfen verwendet werden, sind aber umstritten. Kupfer darf nur in weit geringeren Mengen als in der konventionellen Landwirtschaft eingesetzt werden. Das Schwermetall schadet zum Beispiel Regenwürmern.
- Generell werden in der biologischen Landwirtschaft bereits im Vorfeld robustere Kulturpflanzensorten gewählt bzw. pilzresistente Sorten. Letztere züchtet zum Beispiel Klaus Rummel mit Volker Freytag, einem Rebschulbetreiber, mit beachtlichem Erfolg. So kann Klaus Rummel inzwischen einen Cabernet Blanc vorzeigen, dessen Trauben nie Pestizide gesehen haben.
- Der Obstbauer und Biolandwirt Harald Quint aus Linau in Schleswig-Holstein hält Hühner, die zwischen seinen Obstbäumen herumlaufen und die Schädlinge (z. B. Apfel- oder Pflaumenwickler) wegfressen.
- Damit auch bei niedrigen Temperaturen Obstblüten bestäubt werden, sind Wildbienen nützlich.
- Blühstreifen auf den Feldern zwischen Apfel- und anderen Obstbäumen helfen, das ökologische Gleichgewicht zu bewahren und sorgen dafür, dass die Bäume weniger unter Schädlingen leiden. Dort wirken zum Beispiel Marienkäfer, damit Blattläuse nicht die Früchte befallen.
- Fruchtwechsel: Nur alle vier Jahre dieselbe Frucht auf demselben Acker anzubauen, dünnt tierische und pflanzliche Schädlinge aus.

- Untersaat: Insbesondere Wildkräuter, die zwischen Obstbäumen wachsen, helfen enorm.
- Mischkultur: Bestimmte Pflanzenkombinationen wirken vorbeugend gegen Schädlinge und Krankheiten.
- Zwischenfrucht: Nach der Ernte können zum Beispiel Hülsenfrüchte angebaut werden, die zusätzlich Stickstoff – also Dünger – in den Boden bringen und die Erde festhalten, damit der Wind sie nicht wegweht.
- Ruhephasen für den Boden: In einem bestimmten Rhythmus wird das eine oder andere Feld nicht verwendet, es bleibt brach liegen. Das schont den Boden und fördert die Biodiversität.

Durch den Verzicht auf künstliche Dünge- und Spritzmittel spart der Biobauer viel Energie ein, denn Pestizide und Kunstdünger benötigen für ihre Herstellung viel Primärenergie (zum Beispiel Rohöl). Deshalb werden im Ökolandbau nur gut halb so viel fossile Brennstoffe verbraucht wie im konventionellen Anbau. Gleichzeitig wird damit der Kohlendioxidausstoß deutlich reduziert.

Glyphosat – das umstrittene Herbizid

Glyphosat ist das weltweit am meisten eingesetzte Unkrautbekämpfungsmittel. Es wurde seit der zweiten Hälfte der 1970er-Jahre von dem US-amerikanischen Konzern Monsanto als Wirkstoff unter dem Namen Roundup zur Unkrautbekämpfung auf den Markt gebracht. In Deutsch-

Glyphosat ist im Bioanbau tabu.

land ist der Wirkstoff seit 1974 in Herbiziden zur Unkrautbekämpfung zugelassen.

Zwischen 1994 und 2014 ist die Produktion – und damit der
Verbrauch – von Glyphosat um mehr als das 14-fache gestiegen,
von jährlich rund 50 000 auf 825 000 Tonnen. Dabei wird es in
Europa noch vergleichsweise wenig eingesetzt. In Deutschland
wird es auf circa 40 % aller Ackerflächen ausgebracht.

Glyphosat ist eine Chemikalie, ein sogenanntes Phosphonat,
und seit Jahrzehnten die Hauptkomponente von Hunderten
von Unkrautvernichtungsmitteln.
Es gehört zu den Breitband- oder
Totalherbiziden, sprich: Es tötet
alle Pflanzen ab. Landwirte bringen das Mittel vor der Aussaat an
und töten mit Glyphosat alle Un-
kräuter, um dann die gewünschten Kulturpflanzen anzubauen.

Inzwischen gibt es Pflanzen, die gentechnisch verändert und gezielt resistent gegen Glyphosat gemacht wurden.

Wie wirkt Glyphosat? Es wird vorwiegend über die Blätter aufgenommen und blockiert ein Enzym der Pflanze, das für den
Eiweißaufbau zuständig ist. Die Pflanze kann wichtige Eiweiße
nicht mehr bilden und stirbt ab.

Ist Glyphosat gesundheitsschädlich? Diese Frage wurde lange
Zeit mit Nein beantwortet. Inzwischen wurde bekannt, dass
Bauern, die Glyphosat jahrelang verwenden, an Lymphdrüsen-
krebs erkrankten. In Lateinamerika häufen sich Leukämiefälle
insbesondere bei Kindern. Sie alle wohnen in Dörfern, um die
herum Landwirtschaft mit Glyphosat betrieben wird. Leider
wird dies alles zwar als ernst zu nehmender Hinweis, aber nicht

als Beweis gewertet. Prof. Dr. Andreas Hensel, Präsident des Bundesinstituts für Risikobewertung (BfR), meinte vor einigen Jahren dazu, dass Glyphosat allein wohl nicht krebserregend ist, aber das Wirkstoffgemisch. Im März 2015 stufte die WHO Glyphosat allerdings in die zweithöchste Risikoklasse ein: Glyphosat ist wahrscheinlich krebserregend.

Wie gefährlich die Chemikalie wirklich ist, weiß man nach wie vor nicht so richtig. Man weiß, dass Tiere es nicht verstoffwechseln und schnell wieder ausscheiden. Man weiß, dass es die Darmflora von Bienen verändern kann, aber bei Untersuchungen fand man es im Vergleich zu anderen Pestiziden weniger schädlich.

Jedoch sind die Untersuchungen oft mängelbehaftet. Die Biologin und Chefredakteurin Dr. Claudia Rawer schreibt in den „Gesundheits-Nachrichten" (11/19): „Der schwerste Vorwurf trifft die Studien zur potenziellen krebserregenden Wirkung: Ein Großteil, auch Übersichtsarbeiten und Metaanalysen wurde entweder von Monsanto geleitet oder finanziell unterstützt – nicht überraschend, dass keine von diesen Glyphosat als möglicherweise krebserregend einstufte."

> Zahlreiche Studien, die belegen, dass Glyphosat nicht gesundheitsschädlich ist, wurden von Monsanto in Auftrag gegeben – dem Konzern, der Glyphosat ursprünglich auf den Markt gebracht hat.

Investigativjournalist Manfred Ladwig, der in den USA lange Zeit über Monsanto recherchierte, berichtete im Rahmen der Sendung „Planet Wissen" vom Mai 2020, dass der Chef von Monsanto schon vor vielen Jahren gesagt hat: „Mir ist es egal was wir wissen über die Schädlichkeit unserer Produkte. Ich will sie verkaufen." Dem ist nichts mehr hinzuzufügen.

Pestizide und das Artensterben

Glyphosat und andere Pestizide sowie ihre Gemische haben auch Artensterben zur Folge. So hat die „Krefelder Studie" in fast 30 Jahren Feldforschung festgestellt, dass sich der Bestand an Fluginsekten um mehr als 75 % verringert hat. In Regensburg wurden zwischen 1840 und 1849 117 verschiedene Schmetterlingsarten dokumentiert, zwischen 2010 und 2013 waren es nur noch 71 Arten. Vor allem die Nahrungsspezialisten verschwinden, wie zum Beispiel der Heufalter. Und zwischen 1840 und 2020 sind 40 % von den Tagfalterarten verschwunden. 33 % aller Insektenarten gehen weltweit zurück. Bei Untersuchungen gingen 1989 noch 1,4 Kilogramm Insekten in eine Falle, 2013 waren es nur noch 0,29 Kilogramm. Generell haben Pestizide bei Insekten oft zur Folge, dass die Vitalität gestört ist, sie ihren Partner nicht mehr finden und dadurch die Fortpflanzung gestört ist.

Nun könnte man meinen: Wozu braucht man schon Insekten? Wer hat sich nicht schon mal über Stechmücken im Sommer geärgert! Jedoch dienen viele Insektenarten als Futter für andere Tiere, zum Beispiel Vögel, Fledermäuse und Spitzmäuse. Und natürlich sind Insekten – allen voran die Bienen – unerlässlich für die Bestäubung von Nutzpflanzen. So werden 75 % unserer wichtigsten Nutzpflanzen von Bienen bestäubt.

> **Ein Drittel unserer Nahrungsmittelproduktion weltweit hängt von Bestäubern ab.**

Die industrielle Landwirtschaft ist die wichtigste Ursache für das weltweite Artensterben. Bei einer Umstellung auf den ökologischen Landbau kommt es laut Studien zum Beispiel zu einer Verdreifachung der Anzahl an Wildbienen.

Sie meinen, heutzutage werden doch viel weniger Pestizide verwendet als früher? Das ist richtig, aber die heutigen Pestizide sind bis zu tausendmal giftiger.

Der Pestizid-Cocktail Pestizide wirken sich negativ auf die Artenvielfalt von Insekten und Vögeln aus. Nicht nur deshalb haben drei Wissenschaftler der EFSA (EU-Behörde für Lebensmittelsicherheit) eine Reform des Prüfsystems für Pestizide vorgeschlagen. Dr. Annette Aldrich ist eine davon und sie kritisiert, dass das derzeitige System lediglich die Umweltauswirkungen einzelner Produkte auf einzelne Felder untersucht. Dass aber meist mehrere Produkte gleichzeitig, nach- oder nebeneinander eingesetzt werden, bleibt unberücksichtigt. Nicht nur sie meint: „Die Lebewesen sind nicht Einzelsubstanzen ausgesetzt, sondern einer Mischung von Produkten. Durch diese Mischung können die Effekte schwerwiegender sein und sich über einen längeren Zeitraum erstrecken, was die Erholung der Nichtzielorganismen erschwert."

Auch die Toxikologin Dr. Marike Kolossa-Gehring vom Umweltbundesamt weist darauf hin, dass Stoffe, die alleine keine Wirkung auslösen, dies in bestimmten Kombinationen durchaus können. Sogar synergistische, also sich gegenseitig verstärkende Wirkungen sind möglich.

Langfristig hilft nur Umdenken Pestizide werden – wenn überhaupt – nur sehr langsam abgebaut. Die Folge ist, dass sich viele davon noch jahrzehntelang im Grundwasser befinden, auch wenn sie schon lange verboten sind. Zum Teil müssen die Wasserwerke die Substanzen herausfiltern, damit das Wasser trinkbar wird.

Infolge der ständigen Anwendung von Chemie könnte man meinen, die Schädlinge seien irgendwann alle vernichtet und man benötige weniger Chemie. Leider ist das Gegenteil der Fall – man braucht ständig mehr. Eigentlich ein gute Geschäftsidee: Die Kunden sind auf ewig gebunden. 2 Millionen Tonnen Pestizide werden weltweit pro Jahr eingesetzt, mit steigender Tendenz. Die Bodenorganismen sind völlig aus dem Gleichgewicht, und um überhaupt gute Ernten zu bekommen, wird eben mehr von dem Gift verwendet.

Die weitaus bessere Lösung wäre es, den Humusgehalt im Boden zu erhöhen. Dann benötigt man weniger Chemie und die Hitze des Klimawandels wird besser vertragen, da der Boden mehr Wasser speichern kann. Humusreiche Böden speichern auch mehr Kohlendioxid.

Felix Prinz zu Löwenstein, Vorsitzender des Bundes Ökologische Lebensmittelwirtschaft e. V. (BÖLW), kommentierte dies in der Dokumentation „Wie schaffen wir die Agrarwende?" folgendermaßen: „Die französische Regierung hat dem Pariser Klimagipfel vorgerechnet, dass wenn man weltweit auf allen Ackerböden den Humusgehalt nur um 4 Promille pro Jahr anheben würde, das genauso viel Kohlenstoff bindet wie jedes Jahr an Treibhausgasen ausgestoßen wird." Das ist möglich durch die vielen organischen Substanzen, die sich dann im Boden befinden.

Weiter erfährt man: „Von einer ökologischen Landwirtschaft profitiert die Gesellschaft doppelt: Sie schützt ihre Lebensgrundlage und spart Geld, das sie für Umweltschutz ausgeben müsste."

Nitrat

Nitrat ist Bestandteil von Dünger, insbesondere von Gülle, also den Ausscheidungen von landwirtschaftlichen Nutztieren. Gülle enthält neben Nitrat viele wichtige Pflanzennährstoffe und ist ein sehr guter Dünger. Aufgrund der Massentierhaltung wird sie jedoch in riesigen Mengen produziert, die Felder werden überdüngt, es gelangt immer mehr Gülle ins Grundwasser und dessen Nitratgehalt steigt an.

> Der Grenzwert von 50 mg Nitrat pro Liter Grundwasser wird in vielen Regionen um ein Vielfaches überschritten.

Nitrat selbst ist für den Menschen problemlos. Jedoch wird es in unserem Körper unter anderem in Nitrit umgewandelt und dies verändert im Organismus den roten Blutfarbstoff, das Hämoglobin, das für den Sauerstofftransport in Körper zuständig ist. Bei Erwachsenen kann der Körper die Umwandlung rückgängig machen, doch kleine Kinder können das noch nicht, daher ist die Nitratbelastung für sie gefährlich. Zudem entstehen aus Nitrit Nitrosamine, die als krebserregend gelten.

ZUKÜNFTIGE ALTERNATIVEN

Es gibt ständig technische Neuentwicklungen, auch in der Landwirtschaft. Zukunftsträchtig ist der Einsatz von Drohnen und

Robotern. Sie werden eingesetzt, um Unkraut, Schädlinge und Krankheiten zu erkennen oder um Unkraut und Schädlinge zu entfernen bzw. Nützlinge auszubringen. Noch ist vieles im Entwicklungsstadium, doch derzeit werden bereits Nützlinge mit Drohnen verteilt.

Bis die elektronischen Helfer intensiv eingesetzt werden können, dauert es nach Expertenschätzung noch etwa zehn Jahre. Bis dahin sollte die Biolandwirtschaft um den Faktor 10 erweitert werden.

Gentechnik

In Deutschland werden gentechnisch veränderte Pflanzen derzeit nur zu Forschungszwecken angebaut, es werden jedoch massenhaft gentechnisch veränderte Pflanzen importiert. Konventionelle Bauern setzen vor allem Gen-Soja als Futtermittel für Tiere ein. Das dürfen Ökobauern nicht.

Gentechnik in der EU und weltweit

In der EU ist der überwiegende Teil der jährlichen Sojaimporte gentechnisch verändert. Sie gehen in erster Linie in die Futtermittelproduktion, nur ein geringer Teil der weltweiten Sojaerzeugung geht direkt in die Lebensmittelverarbeitung.

Mit den Prinzipien des Ökolandbaus ist Gentechnik nicht vereinbar. Sie ist laut der Öko-Basisverordnung

Gentechnik ist mit den Prinzipien des Ökolandbaus nicht vereinbar.

der Europäischen Union verboten, und erst recht bei den regionalen Anbauverbänden. Gentechnisch veränderte Organismen (GVO) und daraus hergestellte Erzeugnisse dürfen nicht als Lebensmittel, Futtermittel, Verarbeitungshilfsstoff, Pflanzenschutzmittel, Düngemittel, Bodenverbesserer, Saatgut, vegetatives Vermehrungsmaterial, Mikroorganismen oder Tier in der Ökoproduktion eingesetzt werden.

Das entspricht auch den Wünschen der Bevölkerung – der überwiegende Anteil lehnt Umfragen zufolge gentechnisch veränderte Bestandteile in der Nahrung ab.

Aber auch ganze Länder lehnen Gentechnik ab. In der EU wurde 1998 der gentechnisch veränderte Mais MON810 zum kommerziellen Anbau zugelassen. Zahlreiche Länder erlauben das dennoch nicht, das sind: Deutschland, Frankreich, Griechenland, Luxemburg, Österreich, Polen, Bulgarien und Ungarn. 2017 wurde der Mais EU-weit auf 124 000 Hektar angebaut, das entspricht 0,13 % der EU-Ackerfläche, die zu 94 % in Spanien liegt, der Rest in Portugal.

In Deutschland ist der kommerzielle Anbau von gentechnisch veränderten Organismen (GVO) verboten.

Dass einige Länder sich anders verhalten, als es in der EU eigentlich erwünscht ist, liegt an einer Schutzklausel der Europäischen Union, nach der Mitgliedstaaten ein Verbot aussprechen können, wenn sie Gesundheits- oder Umweltrisiken befürchten.

2019 wurden weltweit gentechnisch veränderte Pflanzen auf 190,4 Millionen Hektar angebaut, davon entfallen 72,5 Millionen Hektar auf die USA.

Der größte Anteil wird in sieben Ländern angepflanzt: Das sind die USA (39 %), Brasilien (26 %), Argentinien (12 %), Kanada (7 %), Indien (6 %) sowie Pakistan (2 %) und Paraguay (2 %). Insgesamt finden sich auf mindestens 10 % der weltweiten Anbauflächen Pflanzen, deren Samen gentechnisch verändert wurden.

Folgende Nutzpflanzen sind betroffen: Soja (50 %), Mais (31 %), Baumwolle (13 %) und Raps (5 %). In kleinerem Umfang auch Zuckerrüben in den USA und in Kanada und Papaya auf Hawaii.

Selbst wenn die Gentechnik bei Lebensmitteln immer noch einen weiten Bogen um Europa macht, ist sie weltweit auf dem Vormarsch. Doch wir dürfen eines nicht übersehen: Die Verbraucher sind mächtig. Sie können Genprodukte dort lassen, wo sie gar nicht erst landen sollten: im Regal der Supermärkte und Discounter. Wir müssen keine Gentechnik essen, wenn wir das nicht wollen.

Aber sehen wir uns erst mal an, was Gentechnik eigentlich ist und wo genau man sie findet.

Was ist Gentechnologie?

Gentechnik bezeichnet gezielte Eingriffe in das Erbgut von Lebewesen, durch welche die DNA verändert wird. Dadurch kann ein spezieller biologischer Prozess optimiert werden, indem man die erforderliche genetische Information direkt programmiert. Da alle Organismen nach demselben genetischen Prinzip gebaut sind, ist auch eine Übertragung über Artgrenzen hinweg möglich. Fremdes Erbgut (auch von Bakterien) kann mittels Gentechnologie sogar in menschliche Zellen eingeschleust werden, ohne dass wir es sofort bemerken.

Als sogenannte Grüne Gentechnik werden gentechnische Verfahren in der Landwirtschaft, die zur Pflanzenzüchtung und in der Tierzucht eingesetzt werden, bezeichnet. Entsprechend gentechnisch veränderte Organismen können in der Produktion von Vitaminen, Aromastoffen, Enzymen, Konservierungsstoffen genutzt werden, aber auch direkt zur Erzeugung von Lebensmitteln, zum Beispiel von Joghurt, Käse oder Brot.

Gentechnologie in der Landwirtschaft Mit den ersten Gentechnikversuchen sollte der Maiszünsler ausgelöscht werden – ein Insekt, das Milliarden Dollar vernichtet hat. Dazu wurde ein bestimmtes Bakterium genutzt – **B**acillus **t**huringiensis –, das ganz natürlich ein Gift bildet, welches den Maiszünsler und viele andere Insekten, auch Käfer, Schmetterlinge und Stechmücken, tötet. Auf Wirbeltiere soll es nicht wirken. Die Erbinformation für dieses Gift wurde nun in den Mais eingebaut. Man nennt das Verfahren Transgenese. Das Produkt war der sogenannte Bt-Mais.

> Die meisten gentechnischen Veränderungen bewirken, dass die Pflanzen unempfindlich gegenüber Pflanzenschutzmitteln oder giftig für bestimmte Schadinsekten sind.

Danach wurde der sogenannte HT-Mais entwickelt. Bei HT-Pflanzen wird das Erbgut dahingehend verändert, dass sie unempfindlich gegen Herbizide sind: Sie sind **h**erbizid**t**olerant (HT). Wie oben beschrieben, töten Pflanzenschutzmittel, die gegen Unkraut eingesetzt werden, alle Pflanzen ab, auch die Kulturpflanzen. Ist die Pflanze unempfindlich gegen Herbizide, können diese viel einfacher verwendet werden (siehe Kapitel „Glyphosat – das umstrittene Herbizid").

Es ist möglich, Pflanzen gezielt gegen spezielle Herbizide resistent zu machen. Kein Unkraut stört die Ernte mehr, die Wunschpflanze – HT-Pflanzen entsprechen etwa 50 % der genveränderten Organismen. aber eben nur diese – überlebt, wenn sie mit dem zugehörigen Herbizid behandelt wird. Nur: Die Landwirte müssen immer die jeweilige Pflanze und das spezielle Pflanzengift kaufen.

Dank der HT-Pflanzen war es möglich, Anbauflächen anzulegen, die der Größe von Belgien und mehr entsprechen. Insbesondere Soja und Mais werden auf solch riesigen Flächen angebaut. In Argentinien musste man dann große Rinderherden nicht mehr auf Grasflächen weiden lassen – das Futter kam nun woanders her, von den riesigen Mais- oder Sojafeldern.

Für die Bauern, die dieses gentechnisch veränderte Saatgut verwenden, gehören Ernteausfälle der Vergangenheit an. Doch es gibt auch eine Kehrseite: Sie sind darauf angewiesen, genau dieses Saatgut und das entsprechende Herbizid zu erwerben. Die Bauern sind also von dem Anbieter abhängig und müssen die geforderten Preise zahlen.

FÜR BIOBAUERN IST GENTECHNIK TABU

Im ökologischen Landbau ist Gentechnik nicht erlaubt. Biobauern dürfen keine gentechnisch veränderten Organismen einsetzen und für Biotiere darf kein gentechnisch verändertes Futter verwendet werden.

Nutzen und Risiken gentechnisch veränderter Lebensmittel

Die Industrie führt viele Gründe auf, warum es sinnvoll ist, gentechnisch veränderte Lebensmittel auf den Markt zu bringen: Es können spezielle Produkte für Personen mit Ernährungskrankheiten entwickelt und allergenarme Nahrungsmittel produziert werden, es soll den Hungernden in der Welt geholfen werden etc.

Die meisten dieser Argumente halten einer genaueren Überprüfung nicht stand. So wurde zum Beispiel in die Sojabohne das Gen für ein Eiweiß der Paranuss eingekreuzt, dadurch konnten Paranussallergiker plötzlich auch kein Soja mehr essen. Die so veränderten Bohnen mussten vom Markt genommen werden. Auch die Flav-Savr-Tomate, auch „Anti-Matsch-Tomate" genannt, der man nicht ansieht, wie alt sie ist, ließ das Vertrauen in die neue Technik nicht gerade steigen. Zur Belustigung der Gegner wurde diese Tomate inzwischen wieder vom Markt genommen, da sie einfach nicht schmeckt. Auch den Hungernden wird mit der teuren Gentechnik nicht geholfen, denn sie können das nicht bezahlen.

Sind gentechnisch veränderte Pflanzen gefährlich? Kritiker der Gentechnik, zu denen im Übrigen auch der englische Prinz Charles gehört, sehen viele Risiken, wie zum Beispiel die Entstehung neuer Allergien oder – verfahrensbedingt – Antibiotikaresistenzen. Prinz Charles warnt außerdem vor Gefahren wie dem unkontrollierten Auskreuzen genmanipulierter Pflanzen auf wilde Verwandte, dem Entstehen kaum beherrschbarer Superunkräuter und der Zerstörung der Artenvielfalt.

Denn anders als bei der Züchtung werden bei der Gentechnik Artgrenzen nicht beachtet. Erbsubstanzen von Bakterien, Viren oder mikroskopisch kleinen Pilzen werden in Pflanzen und inzwischen auch in Tiere „eingepflanzt". Da die Wirkung der eingepflanzten Gene aber nicht hundertprozentig vorhergesagt werden kann und unerwartete Effekte und Nebenwirkungen nicht ausgeschlossen werden können, befürchtet man eine Zerstörung des ökologischen Gleichgewichts, wenn die neuen genveränderten Lebewesen sich verbreiten und heimische Arten verdrängen, wie es auch bei eingeschleppten Arten der Fall ist (zum Beispiel beim Riesenbärenklau in Deutschland oder den Kaninchen in Australien). Nicht zuletzt können in genmanipulierten Lebensmitteln neue Giftstoffe entstehen oder Eiweiße, die Allergien auslösen, statt sie zu beseitigen.

Ein weiteres Problem ist, dass gentechnisch veränderte Organismen nicht mehr zurückgeholt werden können, wenn sie einmal ins Freie ausgebracht wurden. Zum Beispiel durch Pollenflug oder Insekten gelangen sie auch in gentechnisch nicht veränderte Pflanzen. So hat sich in Kanada der Genraps über Pollenflug fast flächendeckend ausgebreitet. Biobauern können dort keinen Raps mehr anbauen – sie können nicht mehr garantieren, dass ihre Rapspflanzen von den Gen-Sorten unbeeinflusst bleiben.

> Wir haben noch zu wenig Erfahrung mit der Gentechnik im Lebensmittelbereich, um alle Risiken zu kennen.

Generell können wir Folgendes sagen: Die Gentechnik ist zu jung, um Risiken sicher zu erkennen und Langzeitgefahren ausschließen zu können. Dass die Gentechnik für den Lebensmittelbereich entwickelt wurde, um den Menschen Gutes zu tun, darf bezweifelt werden. Jürgen Stellpflug, der ehemalige Chefredakteur der Zeitschrift „Ökotest", resümiert hier ganz eindeutig: „... für gesunde Lebensmittel braucht es keine Gentechnik. Den Nutzen von Mais beispielsweise, der gegen ein bestimmtes Pestizid unempfindlich gemacht wurde, haben einzig und allein die Hersteller des veränderten Saatguts und des Spritzmittels. Den Verbrauchern bleiben – wie so oft – nur die Risiken."

Die Grenzen der Gentechnik Seit einigen Jahren entwickeln Pflanzen und Insekten Resistenzen gegen Totalherbizide und die entsprechenden Pestizide, auch gegen Bt-Mais. Sogar gegen Glyphosat traten diese Resistenzen auf, man spricht von den sogenannten Superunkräutern.

Die gentechnischen Produkte haben auch nicht dazu geführt, dass weniger Pestizide eingesetzt werden müssen, ganz im Gegenteil. Immer noch werden Pestizide mit dem Flugzeug versprüht, auch in der Nähe von Siedlungen. In Argentinien zum Beispiel, einem der Hauptanbaugebiete für Soja, sind nicht nur die Anbauflächen für Gensoja größer geworden, auch der Einsatz von Pestiziden ist um ein Vielfaches angestiegen.

> Gentechnik spart keine Pestizide ein, da die Pflanzen zum Beispiel Abwehrkräfte gegen bestimmte Pestizide entwickeln und dadurch mehr Gift benötigt wird.

Auch die versprochenen höheren Erträge sind nicht eingetroffen. Bei Soja ergab sich zum Teil 20 % weniger Ernteertrag als bei den nicht gentechnisch veränderten Pflanzen.

Gentechnik und die Gesundheit

Es gibt kaum Studien an Menschen über gesundheitliche Risiken von Gentechnik. Bislang muss man auf Tierversuche zurückgreifen. Diese beruhigen jedoch gar nicht. Beispielsweise ist Genmais NK603 möglicherweise gesundheitsgefährdend. Greenpeace stellte hierzu das Ergebnis eines Reports der französischen Expertengruppe CRIIGEN (Committee for Independent Research and Information on Genetic Engineering) vor. Ähnlich wie schon bei Monsantos Genmais MON863 war es auch bei NK603 in Rattenversuchen zu Funktionsveränderungen bei Nieren, Gehirn, Herz und Leber gekommen. Dabei zeigen männliche und weibliche Tiere unterschiedliche Reaktionen. Beide Maissorten sind in Deutschland als Lebens- und Futtermittel zugelassen.

Christoph Then von Greenpeace Deutschland bemängelt, dass es keine einheitlichen Kriterien gibt, nach denen Gentechpflanzen vor ihrer Markteinführung auf ihre Sicherheit hin überprüft werden. Zudem sind die Zulassungsbehörden nicht in der Lage, eigene statistische Untersuchungen durchzuführen, sie können lediglich prüfen, was ihnen von den Unternehmen vorgelegt wird.

Bei der Flavr-Savr-Tomate zeigte sich, dass junge Ratten Geschwüre an der Magenwand bekamen. Gentechnisch veränderte Kartoffeln beeinträchtigten das Immunsystem, das Wachstum und die Darmfunktion von Ratten. Dabei war nicht das eingeschleuste Gen der Auslöser, sondern die veränderte Erbsubstanz der Kartoffel insgesamt.

In Australien waren die Erfahrungen mit gentechnisch veränderten Erbsen nicht unbedingt positiv. Die Hülsenfrüchte sind offensichtlich nicht nur für Schädlinge unbekömmlich, sie rufen auch bei Mäusen Lungenentzündung hervor. Da die australischen Forscher es für möglich halten, dass die manipulierten Erbsen auch Menschen krank machen können, brachen sie nach über sieben Jahren die Arbeiten mit diesen Pflanzen ab. Zwölf Tonnen Gen-Erbsen aus Feldversuchen mussten vernichtet werden. Ursprünglich hatte man gehofft, damit einen Schädling loszuwerden.

Die Tierversuche zeigen, dass im Grunde alle gentechnisch veränderten Pflanzen einzeln auf Unbedenklichkeit geprüft werden müssen. Wenig beruhigend ist es daher, dass Christoph Then von Greenpeace die Ergebnisse folgendermaßen kommentiert: „In Europa hätten die Gen-Erbsen sogar eine Marktzulassung als Lebensmittel erhalten können. Denn Fütterungsversuche mit gentechnisch veränderten Pflanzen sind in der EU nicht vorgeschrieben."

Was erlaubt das Gesetz?

Bei Produkten des ökologischen Landbaus ist der bewusste Einsatz der Gentechnik gesetzlich verboten. Bei Lebensmitteln müssen Zutaten mit genetisch veränderten Organismen deklariert werden, jedoch müssen diese nachweisbar sein. Sind sie „zufällig", „unbeabsichtigt" oder „tech-

> Bei Produkten des ökologischen Landbaus ist der bewusste Einsatz der Gentechnik gesetzlich verboten.

nisch unvermeidbar" in das Produkt gelangt, besteht keine Kennzeichnungspflicht. Was als „zufällig" gelten kann, regelt die EU-Öko-Verordnung: Nachweisbare Anteile bis zu einem Schwellenwert von 0,9 % in einer Zutat (z. B. Maismehl, Sojaprotein). Bis zu diesem Grenzwert muss das Vorhandensein von Gentechnik nicht deklariert werden.

Hersteller, die auf ihren Produkten den Hinweis „ohne Gentechnik" anbringen, müssen nachweisen, dass auf allen Ebenen der Erzeugung auf Gentechnik verzichtet wurde. Das gilt sowohl für Bio- als auch für herkömmliche Produkte. Jedoch erlaubt das Gesetz auch hier „unbeabsichtigte" und „unvermeidbare" Spuren. Die gesetzlichen Vorschriften dafür sind sehr weitreichend und bzgl. Gentechnik mit denen der geltenden Öko-Verordnung für Erzeugnisse des ökologischen Landbaus vergleichbar. So dürfen tierische Lebensmittel weder als „Bio" noch als „ohne Gentechnik" bezeichnet werden, wenn die Tiere mit Futtermitteln aus gentechnisch veränderter Produktion gefüttert wurden. Dagegen dürfen Zusatzstoffe oder technische Hilfsstoffe wie Enzyme oder Vitamine durchaus von gentechnisch veränderten Organismen stammen, vorausgesetzt es gibt keine Alternativen.

Aufgrund der großen Ablehnung der Gentechnik findet sich kaum ein Lebensmittelhersteller, der Produkte mit Zutaten aus gentechnisch veränderten Pflanzen bei uns anbietet. Theoretisch könnten 16000 Artikel genveränderte Zutaten enthalten, jedoch finden sich kaum Lebensmittel in den Supermarktregalen, die auf der Zutatenliste „genetisch verändert" aufweisen. Die Hersteller und Händler haben sich dem Verbraucherwunsch gefügt.

> ## WAS SOLL MAN NUN ESSEN?
>
> Wenn Sie gentechnische Produkte meiden möchten, rate ich
> Ihnen Folgendes: Bevorzugen Sie einheimische Waren. Und kau-
> fen Sie Bioprodukte. Denn in der ökologischen Landwirtschaft
> und generell bei Bioprodukten und Biofuttermitteln ist der Ein-
> satz der Gentechnik verboten. Bioprodukte dürfen generell
> keine gentechnisch veränderten Bestandteile enthalten. Damit
> bieten sie die höchste Sicherheit für gentechnikfreie Produkte.

Saatgut

Früher zogen die Bauern ihr Saatgut selbst. Sie behielten Mais-
kolben, Kartoffeln etc. aus der Ernte zurück und säten sie im
Folgejahr wieder aus. Das funktioniert bei den modernen Sorten nicht mehr. Sie sind gentechnisch so verändert, dass das
Saatgut nicht wiederverwendet werden kann. Die Bauern sind
gezwungen, es jedes Jahr erneut zu kaufen, dazu die entsprechenden Pestizide und Düngemittel. Bei so manchem Bauern
übersteigen die Kosten den Gewinn. Zudem haben viele Firmen
ein Monopol auf bestimmte Sorten: 10 Firmen diktieren 74 %
des Welthandels.

Biobauern haben den Vorteil, dass sie selbst entscheiden können, welches Saatgut sie einsetzen. So benötigt zum Beispiel
einheimischer Weizen keine Pestizide und ist an die Bedingungen vor Ort angepasst. Zudem kann er vom Bauern weiter vermehrt werden – bei diesen Arten handelt es sich um samenfes-
tes Saatgut.

Die Artenvielfalt bewahren

Sehr erfreulich sind einige Initiativen, die sich um die Bewahrung der Artenvielfalt kümmern.

Das Leibniz-Institut für Pflanzengenetik und Kulturpflanzenforschung (IPK) kann in seiner Genbank etwa 150 000 Sorten Pflanzenmaterial von rund 3 000 Arten vorweisen. Dort hat man sich der wissenschaftlichen Erforschung und dem Erhalt der Pflanzenvielfalt verschrieben. Das Saatgut wird gesammelt gelagert und in regelmäßigen Abständen angepflanzt, damit die Samen keimfähig bleiben.

Der baden-württembergische Bauer Ernst Rieger sammelt und vermehrt seit über 30 Jahren Wildsamen und Gräser. Damit bewahrt er die Pflanzen nicht nur als Kulturgut, sondern auch als Nahrungsgrundlage etc. für Insekten. Der VWW (Verband deutscher Wildsamen- und Wildpflanzenproduzenten e.V.) hat eine unabhängige bundesweite Zertifizierung für die Wildsaatgutproduktion ins Leben gerufen.

Auch der Biobauer Karsten Ellenberg setzt auf Artenvielfalt – bei Kartoffeln: 100 verschiedene Kartoffelsorten findet man auf seinem Hof in der Lüneburger Heide

Ergänzende Konzepte rund um die ökologische Landwirtschaft

Ökologische Landwirtschaft umfasst viele Aspekte, allen voran die beschriebene artgerechte Tierhaltung, den möglichst geringen Einsatz von chemischen Düngemitteln und das Verbot von gentechnisch veränderten Organismen. Darüber hinaus gibt es weitere interessante Konzepte, von denen hier einige kurz beschrieben werden.

Permakultur

Verschiedene Höfe und Projekte in Deutschland wenden die Permakultur an – deren Ziel ist es, stabile landwirtschaftlich produktive Lebensräume aufzubauen. Mit Permakultur können Menschen, Tiere und Pflanzen im Einklang mit der Natur leben und voneinander profitieren. Sie stehen in vielen nützlichen Beziehungen miteinander und unterstützen sich gegenseitig.

Auch in Frankreich, genauer in der Normandie, genießt die Permakultur ein hohes Ansehen. Die „Ferme du Bec Hellouin" der Biobauern Charles und Perrine Hervé-Gruyer gilt als die erfolgreichste Alternativfarm Frankreichs. Das Ziel der 2006 gegründeten Farm ist es, durch geschlossene Stoffkreisläufe Lebensräume zu schaffen, die sich selbst erhalten. 1 400 Quadratmeter Land an einem Bach verschafft die Möglichkeit, 100 verschiedene Pflanzenarten zu ziehen – ohne Kunstdünger. Ein Hilfsmittel sind die sogenannten Hügelbeete, auf denen auch hohe Pflanzen wachsen. Durch den Pflanzenreichtum gibt es viele

Insekten. Da braucht man nicht einmal Bienen zur Bestäubung, das erledigen wilde Erdhummeln. Die Nützlinge halten auch die Schädlinge in Schach.

Das Imitieren der natürlichen Ökosysteme macht das Ganze nachhaltig, die Einsparung von teuren Betriebsmitteln wirtschaftlich. 55 Euro pro Quadratmeter werden auf der „Ferme du Bec Hellouin" erwirtschaftet. Es wird drei- bis viermal mehr Gemüse als in einem konventionellen Betrieb gleicher Fläche geerntet, und das zu geringeren Kosten.

> Weniger Chemie bedeutet eine größere Artenvielfalt, die für unser Überleben sehr wichtig ist.

- Es gibt keinen teuren Maschinenpark.
- Es gibt keine Ausgaben für Kunstdünger, Pestizide, künstliche Bewässerung.
- Der Mulch vom eigenen Betrieb schützt den Boden.
- Der Boden wird nicht gepflügt, sondern nur aufgelockert, dadurch werden die Mikroorganismen nicht gestört.
- Durch die Pflanzenvielfalt schützen sich die Pflanzen gegenseitig.

Die Betriebe mit Permakultur sind nicht so wetteranfällig, daher sind die wirtschaftlichen und wetterbedingten Risiken geringer. Eine Fläche von vier Tennisplätzen ermöglicht einer Person ein gutes Einkommen, denn es stehen viele Pflanzen auf engem Raum, es kann achtmal im Jahr geerntet werden.

Biologisch-vegane Landwirtschaft

Düngemittel für Gemüse und Co sind oft tierischen Ursprungs: Mist, Gülle, Hornspäne, Blut-, Feder- und Knochenmehl. Für vegane Landwirte ist es natürlich völlig undenkbar, diese Dünger zu nutzen. Der bio-vegane Bauer Daniel Hausmann aus Sachsen geht daher andere Wege: „Mein Komposthaufen macht mindestens genauso guten Dünger wie die Kuh."

Hausmann betreibt seit etwa fünf Jahren den Hof seiner Eltern. Er hat die Rinder abgeschafft und auf bio-veganen Anbau umgestellt. In erster Linie ist er Biobauer, der ohne Kunstdünger, Pestizide und Gentechnik arbeitet. Anstelle der tierischen Düngemittel verwendet er allerdings Kompost, der aus verschiedenen Klee- und Grasarten im Laufe eines Jahres entsteht. Dazu kommen Obst- und Gemüsereste sowie Grünschnitt. Das geschnittene Gras bleibt zum Teil direkt auf dem Feld liegen und wird leicht in den Oberboden eingearbeitet. Auf diese Weise kann man Unkraut unterdrücken und den Boden feucht halten.

Generell arbeitet der bio-vegane Bauer viel mit Hülsenfrüchten. Sie können mithilfe spezieller Bakterien den Stickstoff der Luft binden und ihn für Pflanzen verfügbar machen. Außerdem setzt er auf vielfältige Fruchtfolge, Artenvielfalt und Blühstreifen. Auch lässt er bestimmte Flächen immer wieder ungenutzt, also brach liegen, setzt Bäume und Hecken. Das von ihm angebaute Gemüse vertreibt er über Abokisten, das nicht nur an Veganer geht.

In Deutschland wirtschaften etwa 10 bis 15 Betriebe bio-vegan bzw. sind dabei, sich umzustellen. Mehr Informationen finden Sie bei „Animal Rights Watch" (www.ariwa.org/bio-veganeprodukte). Die Richtlinien für diese Anbauform sind seit Ende 2017 von der IFOAM (Internationale Vereinigung der ökologischen Landbaubewegungen) als weltweit gültiger Bio-Standard anerkannt.

Bio-veganer Anbau mag nicht für ganz Deutschland interessant sein, so ist bei Flächen mit hohem Grünlandanteil wie im Allgäu die Haltung von Kühen mutmaßlich besser. Aber eine gute Möglichkeit ist er allemal, zudem die meisten Veganer Bioprodukte bevorzugen und beim Lebensmitteleinkauf großen Wert auf Nachhaltigkeit und Umweltschutz legen.

Der Verein VegOrganic e. V. vergibt ein Siegel für pflanzliche Produkte in Bioqualität. Das ist auch nötig, da der Begriff „vegan" gesetzlich nicht definiert ist.

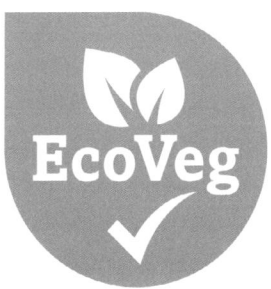

Das Siegel des Vereins VegOrganic e. V.

Biozyklisch-veganer Landbau

Ein weiterer Fachbegriff für veganen Anbau ist „biozyklisch-veganer Anbau" – eine Kreislaufwirtschaft ohne Tiere. Dies ist auch in der Internationalen Vereinigung der ökologischen Landbaubewegungen (IFOAM) als weltweit gültiger Bio-Standard anerkannt.

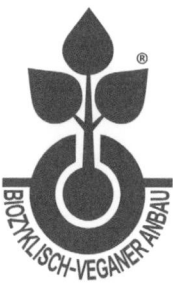

Das Siegel Biozyklisch-Veganer Anbau

Das Gütesiegel „Biozyklisch-Veganer Anbau" ermöglicht mittels einer Nummer, das jeweilige Produkt zurückzuverfolgen und seinen Weg bis zum Feld nachzuvollziehen. Unter www.biozyklisch-vegan.org kann man auch erfahren, wo es biozyklisch-vegane Produkte zu kaufen gibt.

Diese Anbauform gibt es vor allem in Griechenland und Zypern. Die Bio-Landwirte exportieren Zitrusfrüchte, Gemüse, Oliven und Olivenöl nach ganz Europa. Aber auch in Deutschland wurde ein Biobetrieb von der Bio-Kontrollstelle CERES aus Hamburg als biozyklisch-vegan zertifiziert. Bauern, die diese Anbauweise übernehmen wollen, werden vom Förderkreis Biozyklisch-Veganer Anbau e. V. unterstützt. Der Verein will diese

Anbauform im deutschsprachigen Raum fördern und bekannt machen.

Interessanterweise halten schon heute mehr als ein Viertel aller Biobetriebe keine Tiere mehr. Sie versorgen ihr Obst und Gemüse mit eigenem Kompost und kaufen tierische Düngemittel hinzu. Die biozyklische-vegane Landwirtschaft zeigt jedoch, dass es auch ohne Hornspäne, Dung und Blutmehle geht. An diese Stelle treten Gründüngungspflanzen wie zum Beispiel Kleegras und Lupinen. Dazu kommen der Kompost aus den Überresten der Pflanzen sowie mineralische Stoffe wie zum Beispiel Kalk. Artenvielfalt und biologisches Gleichgewicht sind vorbeugender Pflanzenschutz, der massiven Schädlingsbefall verhindert. Damit sich die Gegenspieler zu den Schädlingen entwickeln können, nutzt man Hecken, Bäume und Blühstreifen. Nehmen sie dennoch überhand, hilft das gezielte Ausbringen von Schlupfwespen und anderen nützlichen Insekten. Die entsprechenden Hilfstiere und Präparate sind in einer verbindlichen grünen Liste aufgeführt.

„Ugly Food"

Weltweit werden jedes Jahr 33 % der Lebensmittel vernichtet, allein in Deutschland sind dies 12 Millionen Tonnen pro Jahr. 85 Kilogramm Obst pro Person werden in Deutschland pro Jahr weggeworfen. Die Supermarkttonnen sind voll davon. In privaten Haushalten werden ebenfalls viel zu viele Lebensmittel weggeworfen, die nicht mehr gebraucht werden, nicht mehr schön aussehen oder auch nicht mehr essbar sind.

Doch auch die Landwirte bringen keinesfalls ihre komplette Ernte in den Handel oder zum Verbraucher. Gemüse und Obst, das nicht perfekt aussieht, zu klein oder zu groß oder krumm gewachsen ist und nicht in entsprechende Paletten oder Ähnliches passt, landet im Müll. Dabei gibt es durchaus Menschen, die bereit sind, diese Feldfrüchte mit Schönheitsfehlern zu verarbeiten. Und es haben sich mehrere Initiativen gebildet, die sich auf diese Zielgruppe spezialisiert haben.

So liefert das Berliner Start-up-Unternehmen „Querfeld" Bioware an Privatleute und an die Gastronomie. Es versucht Abnehmer für Tomaten mit Nasen oder krumme Gurken zu finden und hat offensichtlich Erfolg damit: 2019 rettete Geschäftsführer Frederic Goldkorn 257 Tonnen Obst und Gemüse vor dem Müll. Er hilft sogar, wenn zum Beispiel Stürme die Ernte nahezu unbrauchbar machen. Das betraf die Granatapfelernte eines griechischen Bauern, dem die Initiative einige Paletten abnahm.

GERETTETES OBST UND GEMÜSE KAUFEN

Diese Unternehmen retten Obst und Gemüse , das nicht perfekt ist, und bringen es zu Ihnen:

- Die Bio-Kiste mit krummem Gemüse und Obst: etepetete-bio.de
- Rübenretter-Boxen: www.ruebenretter.de
- Abo-Tüten für Privatkunden und Gastronomie: www.querfeld.bio

Auch dem Schweizer Michaël Dusong wurde das Wegwerfen zu bunt. Er gründete die Bewegung „Ugly Food". Dabei sind diese Lebensmittel weder hässlich noch schimmlig noch weisen sie Faulstellen auf. Sie entsprechen nur nicht der selbst gesetzten Supermarktnorm. Dusong betreibt einen Bio-Versandhandel, in dessen Rahmen Bioobst und Biogemüse verkauft wird, das eben zu groß ist, zu klein oder sonst nicht der Norm entspricht. Seine Mitarbeiter holen die „Ugly Fruits" bei den Bauern ab, verpacken und verschicken sie. Sie sind etwas preisgünstiger als „Normfood" und die Pakete werden in der Schweiz kostenfrei verschickt.

Michaël Dusong hat ausgerechnet, dass auf diese Weise in der Schweiz 400 Millionen Kilogramm Lebensmittel weniger vernichtet, 350 000 Tonnen Kohlendioxid und 750 Millionen Liter Wasser eingespart würden.

Die iFarm-Technologie

Die russische Firma iFarm entwickelt automatisierte Anlagen, in denen in Städten ganzjährig Gemüse, Salate und Beeren angebaut werden können. Dies ganz ohne Chemie. Der Start soll schnell und ohne Verzögerung möglich sein. Im Grunde handelt es sich um eine Art automatisierte Gewächshäuser. Anleitungen dafür kann man aus einer zentralen Datenbank herunterladen. Die Firma liefert auch Saatgut, Düngemittel und Elektronik. Die Bauweise verspricht einen geringeren Verbrauch an Strom, Wasser und Düngemitteln als bei üblichen

Weiter Informationen über die iFarm-Technologie finden Sie hier: ifarm.fi.

Gewächshausmethoden. Auch vertikale Farmen, zum Beispiel in mehrstöckigen Gebäuden, gehören zum Angebot sowie Partnerschaften mit Restaurants und dem Lebensmitteleinzelhandel. Als „Farm" können leere Lagerhallen, Werkstätten, Keller oder Dächer von Gebäuden dienen. Die Lieferung der Produkte ist innerhalb einer Stunde nach der Ernte möglich.

Die „Duck-Academy"

Nicht nur bei uns hat man erkannt, dass Chemie auf den Feldern Schadstoffe in unseren Körper bringt. In Thailand hat ein Landwirt eine ganz neue Form der Schädlingsbekämpfung entwickelt. Die Arte-Dokumentation „Thailand – Enten auf der Schulbank", begleitet den Reisbauer Somnuek und das zwölfwöchige Training in der „Duck Academy", bei dem die Federtiere lernen, die nachhaltige Landwirtschaft zu beflügeln. Somnuek bringt rund 3 000 Enten mit viel Geduld bei, in einen Laster einzusteigen. Dann werden sie auf ein Reisfeld gefahren, dort lernen die Tiere wieder auszusteigen und auf dem Reisfeld dann den ganzen Tag die Schädlinge zu fressen, die die Ernte vernichten würden – ohne Chemie und unter Hinterlassenschaft von Dünger. Nach etwa acht Stunden ertönt eine Trillerpfeife, was für die gelehrigen Tiere bedeutet: Der Laster holt sie wieder ab.

Mit den Enten werden nicht nur die Reisfelder schädlingsfrei bzw. -arm gehalten, da man nur weibliche Tiere hat, legen sie auch Eier, was dem Reisbauern eine weitere Einnahmequelle verschafft. Zusätzlich spart er Geld, da er keine Chemikalien benötigt. 10 Millionen dieser Weide-Enten gibt es in Thailand.

Bioprodukte und Nachhaltigkeit

Nachhaltigkeit ist zu einem Schlüsselbegriff geworden, der uns überall begegnet. Er umfasst mehrere Aspekte, doch grundlegend ist die ökologische Verantwortung für Gegenwart und Zukunft: Nachhaltigkeit bedeutet, achtsam mit vorhandenen Ressourcen umzugehen, damit sie langfristig erhalten bleiben und dass kommende Generationen sich ebenso frei entfalten können wie wir heute. Das heißt, wir sollten bei dem, was wir tun, überlegen, welche Auswirkungen das hat. Im Zentrum stehen Umwelt, wirtschaftliche und soziale Aspekte.

Bei Nachhaltigkeit in der Produktion stehen artgerechte Tierhaltung, natürliche Inhaltsstoffe, regionale Produktion sowie umweltfreundliche Verpackungen im Vordergrund. Für den Verbraucher geht es darum, den eigenen Lebensstil, insbesondere das Konsumverhalten nachhaltig zu gestalten. Dazu gehört unter anderem:

- Lebensmittel wertzuschätzen,
- Gebrauchsgegenstände möglichst lange zu nutzen,
- beim Einkaufen auf die Herkunft der Produkte zu achten und
- Verpackungsmüll zu vermeiden.

Der ökologische Landbau ist im Grunde die praktische Umsetzung des Leitbilds einer nachhaltigen Entwicklung in der Landwirtschaft. Wenn wir Bioprodukte kaufen, tragen wir unseren Teil dazu bei.

Das Angebot an Bioprodukten ist groß und vielfältig – 75 000 Produkte tragen das Biosiegel in Deutschland. Dennoch gibt es auch hier noch Verbesserungsbedarf. So sind viele Biowaren aufwendiger verpackt, als es sein müsste. Daran wird aber gearbeitet (siehe Abschnitt „Kampf dem Verpackungsmüll", Seite 88). Ganz allgemein wird das Angebot an Bio-Lebensmitteln immer vielfältiger und qualitativ besser. Das sieht man auch an den Zahlen: So hat sich der Umsatz von Bio-Lebensmitteln in Deutschland von 1997 bis 2018 mehr als versiebenfacht!

> Gar nicht nachhaltig ist, dass weltweit 1,3 Milliarden Tonnen Lebensmittel im Jahr verschwendet werden bzw. verloren gehen.

Nachhaltig einzukaufen ist aber nicht immer ganz einfach. Zum Beispiel sollten wir Produkte meiden, die mit Palmöl zubereitet sind, da dessen Anbau die Zerstörung des Regenwaldes vorantreibt. Aber wer weiß schon, worin es enthalten ist? Bei Lebensmitteln hilft ein genauer Blick auf die Zutatenliste, aber bei Kosmetika versteckt sich Palmöl hinter Bezeichnungen wie Cetyl Alcohol oder Stearinsäure und ist nicht so leicht zu identifizieren.

Orientierung bieten Siegel, Labels, Produktkennzeichen und Bewertungen (siehe Kapitel „"Bio" und „Öko" sind geschützte Begriffe"). Um Hunderte von Siegeln richtig einordnen zu können, gibt es im Internet Hilfe. Auf der Seite www.label-online.de des Verbands Verbraucher Initiative finden Sie eine Übersicht über sämtliche Labels und Siegel mit Bewertung. Das Projekt startete im Jahr 2000 und wurde bis Ende 2014 unter anderem mit Mitteln des Bundesumweltministeriums, des Umweltbundesamts und des Bundesministeriums für Ernährung und Landwirtschaft (BMEL) ständig erweitert, um- und ausgebaut.

Zeitschriften wie „Stiftung Warentest" oder „Öko-Test" veröffentlichen regelmäßig vergleichende Produkttests. Bei den Tests wird die Qualität von Produkten anhand von verschiedenen Kriterien bewertet, darunter auch das ethische, soziale und ökologische Verhalten von Unternehmen entlang der Wertschöpfungskette.

Darüber hinaus finden Sie im Internet viele Informationen von Umwelt- und Verbraucherorganisationen. Auch eine Reihe „grüner Apps", die Marken und Produkte unter Nachhaltigkeitsgesichtspunkten bewerten, helfen bei einem nachhaltigen Konsum.

Fairer Handel

Fairer Handel ist ein wichtiger wirtschaftlicher und sozialer Aspekt der Nachhaltigkeit. 40 % der Weltbevölkerung leben von der Landwirtschaft. Doch insbesondere Bauern in den Schwellen- und Entwicklungsländern, die am Anfang der Lieferkette stehen, haben oft mit erbärmlichen Bedingungen zu kämpfen. Sie erhalten wenig Lohn, müssen mit Pestiziden arbeiten und auch Kinderarbeit gehört dazu.

Faire Handelsorganisationen sind zum Beispiel BanaFair, dwp, gepa, Podi Mohair oder El Puente.

Sie profitieren von einem fairen Handel. Denn faire Handelsorganisationen schließen langfristige Verträge mit den Bauern ab, in denen sie unter anderem angemessene Löhne und die Einhaltung sozialer Arbeitsbedingungen zusichern.

Für fair gehandelte Produkte gibt es verschiedene Siegel und Labels. Am bekanntesten ist das grün-blaue Fairtrade-Siegel, das von Initiativen, die im internationalen Dachverband Fairtrade Labelling Organizations International (FLO) zusammengeschlossen sind, vergeben wird. In Deutschland ist das die Siegelorganisation TransFair e. V. Befindet sich dieses Zeichen auf einer Verpackung, weiß der Käufer, dass das Produkt gemäß den Standards von Fairtrade International zertifiziert wurde. Die Hersteller haben sich vertraglich verpflichtet, die Fairtrade-Standards einzuhalten und dies auch kontrollieren zu lassen.

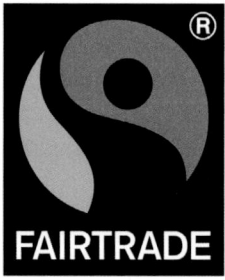

Das Fairtrade-Siegel

Das Sortiment fair gehandelter Waren nimmt ständig zu, sodass man mittlerweile neben Kaffee und Tee auch Mangos, Ananas, Schokolade oder Honig bekommt.

Zu den Kriterien für den fairen Handel gehören unter anderem:
* Transparente Handelsbeziehungen, also Nachweis über Waren- und Geldfluss
* Zahlung von Mindestpreisen, die über dem Weltmarktniveau liegen

- Zahlung von Prämien für soziale, wirtschaftliche oder ökologische Projekte der Produzenten
- Verbot von ausbeuterischer Kinderarbeit
- Verbot gefährlicher Pestizide

Fairer Handel und Bio Fair gehandelte Produkte stammen nicht zwingend aus ökologischem Anbau. Denn zu Beginn des fairen Handels in den 1970er Jahren war es das wichtigste Ziel, die Lebens- und Arbeitsbedingungen der Bauern zu verbessern. Ökologische Kriterien spielten kaum eine Rolle. Dies hat sich inzwischen etwas geändert, so wird der Bioanbau gefördert.

Da die ökologische Landwirtschaft mit ihren Richtlinien auch die Gesundheit der Menschen schützt, fordert die FLO inzwischen ökologische Mindeststandards für den fairen Handel. Das betrifft zum Beispiel den beschränkten Einsatz von Pestiziden oder den Schutz des Wassers. Nachteile des Bioanbaus sind zu Beginn geringere Erträge, und die Bauern müssen zunächst das nötige Fachwissen dafür erwerben, was eine bessere Ausbildung erfordert. Das Geld für die Umstellung auf ökologischen Anbau und die Zertifizierung muss erst verdient werden. Deshalb erhalten die Bauern, die auf ökologische Landwirtschaft umstellen, einen Bio-Aufschlag. Dieser Ansatz funktioniert: Der Anteil an Bio-Lebensmitteln ist bei TransFair-Ware gestiegen. Gepa bietet inzwischen den überwiegenden Anteil der Lebensmittel in Bioqualität an.

> Generell gibt es immer mehr fair gehandelte Produkte mit Biosiegel.

Auch gibt es eine spezielle Zertifizierung, die Fair Trade und Bio zusammenbringt: Fair Trade IBD. Das Siegel wird von der brasilianischen Organisation IBD definiert und vergeben. Die entsprechenden Kriterien werden jedes Jahr überprüft. Die Bauern können außerdem einen Bonus erhalten, der für regionale Projekte eingesetzt werden kann.

Klimafreundliche Ernährung

Eine nachhaltige Lebensweise bedeutet auch, auf die persönliche Klimabilanz zu achten. Dabei spielt die Ernährung eine wichtige Rolle. Im Folgenden bekommen Sie ein paar Anregungen für eine klimafreundliche Ernährung.

> Bei der persönlichen Klimabilanz spielt die Ernährung eine wichtige Rolle.

Bioprodukte Der Verzicht auf chemisch-synthetische Pestizide und mineralische Düngemittel spart viel Energie und reduziert die CO_2-Emission. Biobauern halten weniger Tiere auf ihren Flächen, und wenn sie Kraftfutter für Geflügel und Schweine verwenden, kommt es nur selten aus Übersee. Unterm Strich produzieren Öko-Landwirte 15 bis 20 % weniger Treibhausgase.

Weniger Fleisch Besonders wirkungsvoll ist es, weniger Fleisch zu essen. Derzeit verzehrt jeder Bundesbürger etwa 60 Kilogramm Fleisch pro Kopf und Jahr. Würden wir den Konsum um die Hälfte reduzieren, also rund 600 Gramm Fleisch pro Woche essen, würde dies unsere ernährungsbedingte Emission von Treibhausgasen bereits deutlich senken.

Mit dem Blitzrechner (www.blitzrechner.de/fleisch/) können Sie ausrechnen, wie viel Sie auf diese Weise sparen. Damit berechnen Sie nicht nur das eingesparte Wasser und Kohlendioxid, sondern auch, wie viele Tiere am Leben bleiben.

Weniger Milchprodukte Der größte Klimasünder ist Butter: Man benötigt 18 Liter Milch, um ein Kilogramm Butter herzustellen, und dafür braucht man viele Kühe, die wiederum Methan produzieren, das 23-mal stärker auf das Klima einwirkt als Kohlendioxid. An zweiter Stelle steht Rindfleisch, Sahne und Käse folgen.

Waren Kühe an mindestens 120 Tagen im Jahr mindestens sechs Stunden auf der Weide, darf ihre Milch als Weidemilch vermarktet werden.

Diese Bilanz wird verbessert, wenn die Wiederkäuer Gras und Kräuter statt Importfutter fressen, wenn sie also auf der Weide gehalten werden. Dann helfen sie, wertvolle Wiesen und Weiden zu erhalten und dauerhaftes Grünland speichert Kohlendioxid.

Regional und saisonal Ob Spargel oder Ananas – wurden sie mit dem Flugzeug transportiert, sind sie ein Klimakiller. Bevorzugen Sie daher Lebensmittel aus der Region. Regionales Obst und Gemüse der Saison hat keine langen, teuren Transportwege hinter sich und musste nicht unreif geerntet werden. Es wird in der Regel im Freiland angebaut, was Energie für das Beheizen von Gewächshäusern einspart.

Die Saison beginnt im Frühjahr mit Spargel und Rhabarber. In der heißen Jahreszeit wechseln sich Beeren aller Art und viele Gemüsesorten ab. Schließlich genießen wir im Herbst den saisonalen Brokkoli, Kürbis, Trauben, Äpfel und Birnen. Im Winter kommen verschiedene Kohlarten und Lauch frisch vom Feld. Bei Salaten gibt es fast das ganze Jahr über saisonale Ware: Im Mai und im Sommer können Kopfsalate, Eissalate, Eichblatt und Rucola geerntet werden, im Herbst und Winter bis hin zum Frühjahr Postelein (Portulak), Chicorée und Feldsalat. Champignons, Kartoffeln, Zwiebeln und Karotten (auch als Lagerware) aus dem Ökolandbau können Sie fast das ganze Jahr kaufen.

> Auf der Website des Bundeszentrums für Ernährung finden Sie einen Saisonkalender zum Herunterladen sowie eine praktische App: www.bzfe.de.

Kampf dem Verpackungsmüll

Bereits 2019 verzichteten etwa 630 Rewe- und Nahkauf-Märkte in einigen Bundesländern im Bereich Bioobst und Biogemüse weitestgehend auf Plastikverpackungen oder setzten umweltfreundlichere Verpackungen ein. Auf diese Weise werden jährlich gut 90 000 Kilogramm Verpackungsmaterial eingespart, davon etwa 55 000 Kilogramm Kunststoff.

Es gibt inzwischen auch ein etabliertes Siegel für ausgezeichnet recyclebare Verpackungen des Umweltdienstleisters Interseroh mit der Aufschrift „Made for Recycling".

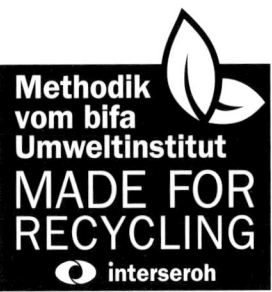

Das Interseroh-Siegel für recycelbare Verpackungen

Einige Bio-Verbände erstellen Richtlinien für die Verpackung der Bioprodukte. So dürfen bei Bioland aluminiumhaltige Verpackungen nur nach ausdrücklicher Genehmigung verwendet werden. Nanobeschichtungen sind verboten. Naturland erlaubt keine chlorhaltigen, metall- oder aluminiumhaltigen Verpackungen und Kork darf nicht mit Chlor behandelt werden. Demeter verbietet chlorhaltige Verpackungen wie PVC und auch Aluminium soll möglichst vermieden werden.

Auch zahlreiche Firmen finden neue, umweltfreundliche Wege, ihre Produkte zu verpacken.

- Die Albert Herz GmbH aus dem Allgäu bietet Käsescheiben in einer Karton-Schale an statt in Kunststoff-Verpackungen. Damit werden 70 % Kunststoff eingespart.
- Das Familienunternehmen Neuburger Fleischlos GmbH reduzierte bei seiner vegetarischen Bio-Marke Hermann 80 % des Plastikanteils seiner Verpackungen.
- Die Firma Provamel hat sich verpflichtet, bis 2025 nur noch Verpackungen aus 100 % pflanzenbasiertem oder recyceltem Material zu verwenden.

- Die Firma Alb-Gold versucht ihre Nudeln vollständig in Papier- statt Plastikverpackungen zu vertreiben. Dieses Papier soll unbeschichtet und mit wasserlöslicher Farbe bedruckt sein, die Papierfasern sollen auch aus FSC-zertifizierter skandinavischer Forstwirtschaft stammen.

  > Immer mehr Firmen stellen sich um auf umweltfreundliche Alternativen für Plastikverpackungen.

  Durch Austausch der Plastikverpackungen durch Papier entstehen etwa 65 % weniger Kohlendioxid.

- Seit November 2018 nutzt Dennree als erstes deutsches Handelsunternehmen komplett kompostierbare Netze bei Obst und Gemüse. Alle Komponenten dieser Verpackungen verrotten innerhalb von acht Wochen rückstandsfrei. Auf diese Weise will Dennree jährlich sieben Tonnen Plastik einsparen.

- Die Ökologischen Molkereien (ÖMA) wollen an ihrer Käsetheke nur noch Käsepapier der Marke Biopap® einsetzen. Dieses Papier ist atmungsaktiv, fett- sowie feuchtigkeitsbeständig und der Käse kann sogar weiterreifen. Anschließend kann man dieses Papier zum Altpapier oder in die Biotonne geben.

- Die Firma Bio-Zentrale will mit Monofolien und Graskartons sowie gut recycelbaren Materialien Verpackungen einsparen.

- Das Unternehmen Biovegan hat eine 100 % ökologische und vollständig kompostierbare Zellulosefolie neu entwickelt. Sie wird aus Holzabfällen gewonnen und langfristig soll das gesamte Sortiment auf diese neuen Verpackungen umgestellt werden.

Unverpackt-Läden

Es geht auch ganz ohne Verpackung. Vor etwa 25 Jahren besuchte ich die damalige Ökohauptstadt der USA: Davis, Kalifornien. Da gab es in einem Supermarkt nicht nur Bioware, sondern man konnte sich viele Lebensmittel – vor allem das Trockensortiment – in mitgebrachte Gefäße selbst abfüllen. Das fand ich großartig, und ich hätte etwas Derartiges auch gerne zu Hause eingeführt, in der Gemeinde, in der ich damals als Umweltbeauftragte arbeitete. Aber keine Chance. Vermutlich standen die deutschen Hygienevorschriften dagegen.

Inzwischen hat sich einiges geändert. Heute gibt es in Deutschland immer mehr Unverpackt-Läden. Sie liegen im Trend, da immer mehr Menschen Verpackungen und vor allem Plastik einsparen wollen. In diesen Läden gibt es keine Einwegverpackungen, die Kunden füllen die lose Ware in Behälter. Wie damals in Davis kann jeder sich die gerade benötigte Menge selbst abfüllen oder einpacken und so plastikfrei einkaufen.

Das Angebot ist riesig, es reicht von Nudeln, Reis und Hülsenfrüchten über Kaffee und Süßwaren bis hin zu Seife oder Waschmittel. Die Produkte werden in großen an der Wand montierten Spendern aufbewahrt, in Gläsern und Kanistern. Sie werden in kleine Behälter, Gläser oder Flaschen abgefüllt, Eier packt man in selbst mitgebrachte Kartons, Käse in Papier oder Vorratsdosen.

Die mitgebrachten Behälter werden vor dem Befüllen gewogen, damit man wirklich nur die Ware bezahlt, die man kauft. Wer keinen Behälter dabei hat, kann im Laden welche kaufen oder ausleihen.

Auf diese Weise lassen sich Unmengen an Plastikverpackungen einsparen, die unter hohem Energieaufwand hergestellt werden und meist kurz nach dem Einkauf im Müll landen. Ein weiterer Pluspunkt ist, dass man wirklich nur die benötigte Menge kaufen muss und damit auch die Verschwendung von Lebensmitteln reduziert. Die meisten Unverpackt-Läden bieten ausschließlich Biowaren an und legen besonderen Wert auf regionale Erzeugung. – Nur noch die Eigenproduktion ist umweltfreundlicher.

UNVERPACKT-LÄDEN IN IHRER NÄHE

Unverpackt-Läden firmieren unter den verschiedensten Namen. Die Läden im deutschsprachigen Raum finden Sie auf der Landkarte von Unverpackt e. V. – Verband der Unverpackt-Läden: unverpackt-verband.de

Transport

Die Bioproduzenten bemühen sich auch um umweltfreundliche Transportmöglichkeiten für ihre Ware. So hat das niederländische Unternehmen Fairtransport Ende 2018 zum zweiten Mal eine Ladung Wein und Olivenöl in Bioqualität vom portugiesischen Weingut Quinta do Romeu nach Bremerhaven gesegelt – völlig emissionsfrei. Von dort ging es dann weiter per Schiff und Lastenrädern.

Ökologische Landwirtschaft und Umweltschutz

Ökologische Landwirtschaft, Nachhaltigkeit, klimafreundliche Ernährung – Hersteller von Bio-Lebensmitteln und Verbraucher, die Bioprodukte kaufen, tragen zum Umweltschutz bei. Die wichtigsten Gründe, warum die ökologische Landwirtschaft für den Umweltschutz so wichtig ist, sind im Folgenden noch einmal zusammengefasst.

Pflege und Erhalt natürlicher Grundlagen

Jede Art der Landwirtschaft und Lebensmittelproduktion wirkt sich auf den Boden und die natürlichen Grundlagen aus. Jedoch beeinträchtigt die ökologische Landwirtschaft diese natürlichen Ressourcen am geringsten, ja manchmal sind die Eingriffe sogar vorteilhaft. Dies betrifft zum Beispiel die höhere biologische Aktivität im Boden.

> Bei der ökologischen Landwirtschaft bleibt das Bodengefüge erhalten und Bodenverluste sind geringer.

Die Wasserspeicherkapazität des Bodens ist größer und trägt damit zum Schutz vor Hochwasser bei. Die Nährstoffbilanzen sind ausgeglichener. Dadurch versauert der Boden weniger. Die eingebrachten Nährstoffe sind geringer und werden nicht in die umgebenden Gewässer gespült.

Biobauern fördern aktiv die Regeneration des Bodens, indem sie nur organischen Dünger ausbringen und mit Fruchtfolgen arbeiten, die die Fruchtbarkeit der Böden erhöhen. In Böden der ökologischen Landwirtschaft gibt es deutlich mehr Regenwürmer, die ein stabileres Bodengefüge fördern. Gleichzeitig wird damit der Bodenverlust verringert. Dies wird unterstützt durch die konsequente Bodenbedeckung wie zum Beispiel Zwischenfruchtanbau, Untersaaten und mehrjährigen Feldfutterbau. Auf diese Weise können auch Trockenperioden besser kompensiert werden.

Schutz der Gewässer

Stickstoff- und phosphorhaltige Düngemittel, chemisch-synthetische Pflanzenschutzmittel und Tiermedikamente durch die Landwirtschaft gefährden Grund- und Oberflächengewässer. Seit Jahren überschreitet Deutschland die Grenzwerte für Nitrat im Grundwasser.

In der artgerechten Tierhaltung werden weniger Arzneimittel eingesetzt,. Sofern irgend möglich, nutzt man Naturheilmittel.

In der Öko-Landwirtschaft sind chemisch-synthetische Pestizide und mineralischer Dünger verboten. Auch werden in der Tierhaltung möglichst wenig Arzneimittel eingesetzt. All dies vermindert den Energieverbrauch, den Ausstoß klimaschädlicher Gase und schont das Grundwasser und Oberflächengewässer.

Deshalb unterstützen schon seit einigen Jahren eine Reihe von Wasserversorgern (z. B. in Niedersachsen, Unterfranken, NRW, Leipzig und München) die ökologische Bewirtschaftung in ihren Einzugsgebieten. Auf Bio-Betrieben fallen die Stickstoffüberschüsse in der Regel deutlich geringer aus als auf konventionellen Landflächen, so sind – bezogen auf die Fläche – die Sickerraten von Nitrat um bis zu 50 % niedriger.

Besonders wichtig ist auch die Phosphorbilanz ökologischer Betriebe, da die weltweiten Phosphatreserven sinken.

Schonung von Luft und Klima

An der Klimaveränderung durch den Treibhauseffekt sind Gase wie Kohlendioxid (CO_2), Lachgas (N_2O) und Methan (CH_4) beteiligt, die auch für die Landwirtschaft eine Rolle spielen – sie emittiert weltweit ca. 13 % dieser Gase.

Die Kohlendioxidemissionen gehen vor allem auf den hohen Energieverbrauch bei der Herstellung von mineralischen Düngemitteln und künstlichen Pflanzenschutzmitteln zurück. Da diese in der ökologischen Landwirtschaft nicht erlaubt sind, sind sie hier deutlich niedriger. Dazu kommt, dass bei der ökologischen Bodenbewirtschaftung eine Erhöhung der Bodenfruchtbarkeit angestrebt wird. Infolge des höheren Humusgehalts im Boden kann mehr überschüssiger Kohlenstoff aus der Luft gebunden werden.

Methan-Emissionen werden vor allem auf die Verdauungsprozesse von Wiederkäuern wie Rindern zurückgeführt. Dieses Problem wird durch eine rohfaserarme Fütterung und die Art der Tierhaltung in konventionellen Betrieben verstärkt. Daher sind die Methanemissionen in der Öko-Landwirtschaft im Vergleich zur konventionellen Bewirtschaftung geringer.

Geringerer Energiebedarf

Die ökologische Landwirtschaft verbraucht – je nach Kulturart – flächenbezogen 20 % bis 60 % weniger Energie. So liegt der Verbrauch von fossiler Energie für die Futterproduktion im ökologischen Landbau deutlich niedriger.

Bio – mehr als nur ein gutes Gefühl

Im Supermarkt stehen wir vor einem riesigen Angebot an Lebensmitteln. Wenn wir bei unserer Entscheidung nicht einfach nur nach unserem Geschmack gehen, sondern auch Kriterien wie Gesundheit, Umwelt und Nachhaltigkeit berücksichtigen wollen, ist es oft nicht leicht, sie zu treffen.

Hier sind Bioprodukte eine sehr gute Richtlinie. Die Bedingungen, unter denen sie produziert werden, gewährleisten, dass sie von Schadstoffen unbelastet, qualitativ hochwertig und schmackhaft sind. Auf den vergangenen Seiten haben Sie bereits viel darüber gelesen, hier finden Sie noch einmal eine Zusammenfassung der Punkte, die dafür sorgen, dass Sie beim Kauf von Bioprodukten ein gutes Gefühl haben dürfen.

- Bioprodukte stammen oft aus der eigenen Region, von heimischen Bauern, die Sie auf diese Weise unterstützen.
- Sie sind gesünder, da sie unter anderem eine höhere Konzentration an sekundären Pflanzenstoffen enthalten.
- Pflanzliche Lebens- und Futtermittel dürfen nicht mit Chemie, sprich Pestiziden und Kunstdünger gezogen werden, die sich anschließend meist auf und in dem Produkt befinden, gar nicht zu sprechen von dem geplagten Boden. Letzterer

gibt sie irgendwann wieder ab und dann findet man die Rückstände jahrzehntelang nicht nur in Babygläschen.

- Beim Bioanbau wird auf Fruchtfolge geachtet, damit sich der Boden erholen kann und sein Nährstoffgehalt beibehalten wird.
- In der ökologischen Landwirtschaft darf keine Gentechnik eingesetzt werden.
- Die Produktion von Bio-Lebensmitteln ist in der Regel umwelt- und gesundheitsfreundlicher. Es dürfen deutlich weniger Zusatzstoffe verwendet werden.
- Die Umweltbelastung, die durch die Produktion und Herstellung von Lebensmitteln entsteht, ist bei Bio-Lebensmitteln deutlich geringer. Man bemüht sich um kürzere Anlieferungswege und die Vermeidung von Flugware. Die Lebensmittelproduktion ist nachhaltiger.
- Artgerechte Tierhaltung statt tierquälerischer Massentierhaltung gehört zum ökologischen Anbau. Damit werden auch keine Antibiotikaresistenzen erzeugt.

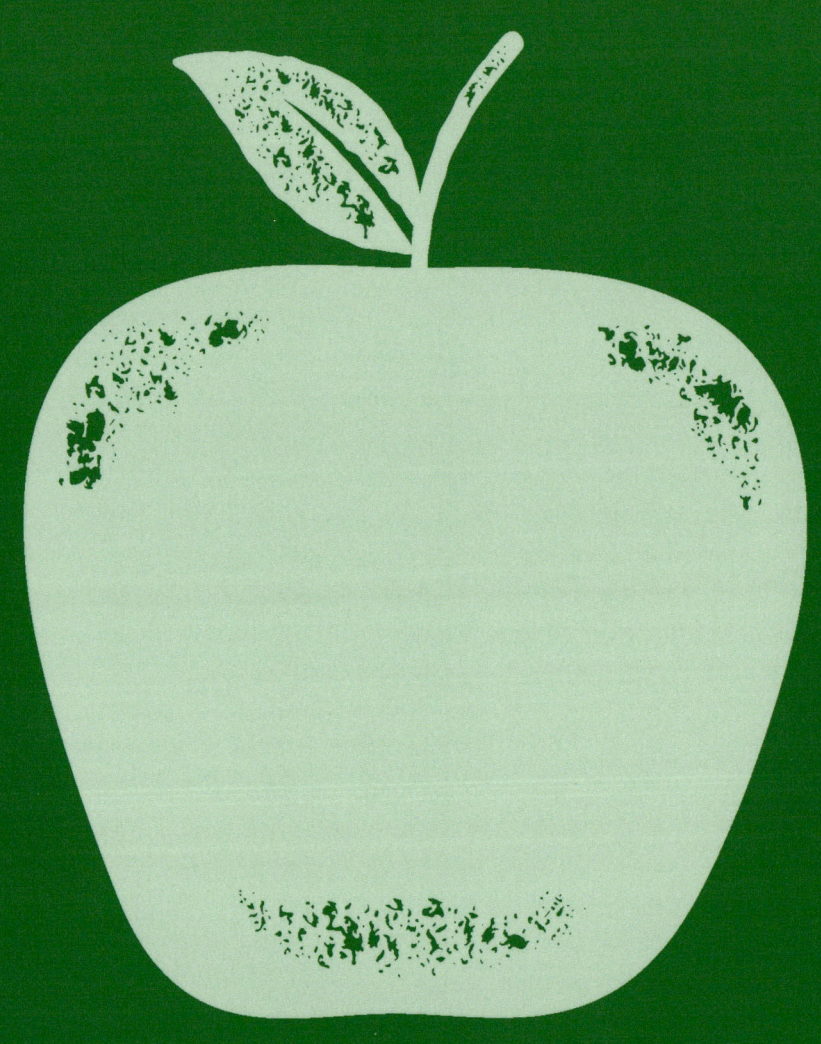

BIO-LEBENSMITTEL EINDEUTIG ERKENNEN

In diesem Buch geht es um Öko- bzw. Bio-Lebensmittel. Aber was genau ist das eigentlich? Welche Voraussetzungen muss ein Bauer mitbringen, um als Biobauer anerkannt zu werden? Wie können wir sicher sein, dass es sich bei einem Produkt tatsächlich um ein Bio-Lebensmittel handelt? Woher wissen wir, ob bei der Produktion die Vorschriften eingehalten werden? Antworten auf diese Fragen finden Sie in diesem Kapitel.

„Bio" und „Öko" sind geschützte Begriffe

Biobauern haben zumeist einen Grund für ihren Umstieg auf den Öko-Landbau: Sie haben festgestellt, dass ein konventioneller Landwirt nur dann überleben kann, wenn er mit relativ massivem Chemieeinsatz in Form von Kunstdünger, Pestiziden etc. arbeitet und zu guter Letzt auch noch mit Gentechnik – und das wollen sie nicht mehr. Sie möchten einen verantwortungsbewussten Umgang mit der Natur. Sie können sich nicht vorstellen, dass eine Ernährung mit chemischen Rückständen für den Menschen auf Dauer gesund ist. Auch die Tiere, die sie großziehen, mästen und schließlich zum Schlachthof bringen, wollen sie nicht derart erbarmungslos quälen, wie dies in der Massentierhaltung oft genug der Fall ist. Wenn das Tier schon Milch gibt, Eier legt oder Fleisch liefert, dann kann man es doch wenigstens zu Lebzeiten gut behandeln, so die Meinung verantwortungsbewusster Landwirte. Diese Einstellungen gelten für alle Biobauern, unabhängig davon, ob sie für den Naturkostladen oder für den Discounter produzieren.

Es ist allerdings nicht damit getan, einfach keine Chemie mehr zu verwenden und die Tiere auf die Weide zu schicken. Wenn ein Landwirt beschließt, seinen Betrieb auf ökologische Wirtschaftsweise umzustellen, muss er verschiedene Anforderungen erfüllen. Von der EU gibt es entsprechende Regelungen.

Verordnung der Europäischen Union

Bereits 1991 regelten Gesetze der europäischen Union die Bezeichnung „ökologischer Landbau". Diese „EG-Öko-Verordnung" – so lautet der Titel der „Verordnung (EWG) Nr. 2092/91 des Rates vom 24. Juni 1991 über den ökologischen Landbau und die entsprechende Kennzeichnung der landwirtschaftlichen Erzeugnisse und Lebensmittel" bezog damals nur den pflanzlichen Bereich EU-weit ein. 1999 kamen tierische Produkte hinzu und die Verordnung wurde im Laufe der Jahre immer weiter angepasst.

Mit dieser Verordnung gibt es für alle Mitglieder der EU einheitliche Regelungen für die Erzeugung, Kennzeichnung und Kontrolle von Produkten des ökologischen Landbaus, inklusive der Verarbeitung der Bio-Lebensmittel.

Die EU-Öko-Verordnung ist das umfassendste Regelwerk für die ökologische Landwirtschaft auf EU-Ebene. Sie wird ständig weiterentwickelt. Stellt man einen Mangel fest, versucht man ihn zu beheben. Auch im Lichte neuer Erkenntnisse und neuer Rechtsnormen wird die Verordnung immer wieder überarbeitet. Die Verantwortlichen treffen sich regelmäßig, um über diverse Verbesserungen zu sprechen. Dafür werden Eingaben von EU-Mitgliedsstaaten und Interessengruppen gesammelt.

> Die EU-Öko-Verordnung ist das umfassendste Regelwerk für die ökologische Landwirtschaft auf EU-Ebene.

Auch Skandale wie zum Beispiel der Nitrofenskandal 2002 führten zu Korrekturen. So ist seit Juli 2005 ein Gesetz in Kraft, das Lagerhallen und Ähnliches in die Kontrolle einschließt.

Damit soll verhindert werden, dass noch einmal mit kriminellen Methoden versucht wird, Bioproduzenten und -anbietern etwas anzuhängen, was weder ihren Gesetzen, Satzungen, Verordnungen noch Einstellungen entspricht.

EU-ÖKO-VERORDNUNG

Die erste Verordnung über den ökologischen Landbau und die Kennzeichnung seiner Erzeugnisse trat 1991 in Kraft und wurde als „EG-Öko-Verordnung" oder „EG-Öko-Basisverordnung" bezeichnet. Sie wird stetig an den aktuellen Stand von Praxis und Forschung angepasst und überarbeitet.

Mit der Umbenennung der EG (Europäische Gemeinschaft) in EU (Europäische Union) im Jahr 1993 wurde die Bezeichnung in „EU-Öko-Verordnung" bzw. „EU-Öko-Basisverordnung" geändert.

Nach einem umfassenden Reformprozess durch die Europäische Kommission trat 2018 eine Neuregelung in Kraft. Diese muss ab dem 1.1.2022 von allen Bio-Betrieben und Bio-Kontrollstellen angewendet werden.

Insgesamt gehen die Inhalte der Verordnung über die Regeln für den Anbau von Bio-Erzeugnissen hinaus.

- So wurden darin die Grundregeln des ökologischen Landbaus festgelegt, also für die Erzeugung von Pflanzen und Pflanzenerzeugnissen, Tieren und tierischen Erzeugnissen, Bienenhaltung und Imkereierzeugnissen.
- Zudem wurde festgelegt, welche Betriebsmittel in einem ökologisch wirtschaftenden landwirtschaftlichen Betrieb zulässig sind.

- Die Verordnung enthält eine Liste der Stoffe, die bei der Herstellung ökologischer Lebensmittel verwendet werden dürfen.
- Es wurden Rahmenvorschriften zur Kennzeichnung und Werbung für Erzeugnisse aus dem ökologischen Landbau erlassen.
- Zur Überwachung dieser Vorschriften wurde ein Kontrollverfahren definiert und vorgeschrieben.

Die Ziele der EU-Öko-Verordnung sind der Schutz des ökologischen Landbaus, die Sicherstellung des lauteren Wettbewerbs zwischen den Herstellern derart gekennzeichneter Erzeugnisse, darüber hinaus soll das Vertrauen der Verbrauchers in die Produkte gestärkt werden.

Neben Regelungen zur ökologischen Erzeugung von Lebensmitteln finden sich in der Verordnung auch Bestimmungen zur Kennzeichnung, Verarbeitung und Vermarktung von Ökoprodukten sowie zur Einfuhr von ökologischen Produkten in die Europäische Union. Die Verordnung gilt unmittelbar in jedem Mitgliedsstaat der EU – ob alt oder neu.

Sicherheit für den Verbraucher

Das bedeutet für Sie als Verbraucher: Wenn Sie im Supermarkt, in der Drogerie oder auch im Ein-Euro-Shop auf Lebensmittel stoßen, die mit den Begriffen „Öko" und „Bio" versehen sind, können Sie darauf vertrauen, dass sie aus ökologischer Produktion stammen. Denn wenn ein Erzeuger gegen die Vorschriften verstößt, kann er wegen Verbrauchertäuschung strafrechtlich belangt werden.

Ob Unternehmen oder Bauer – wer ein Lebensmittel unter der Bezeichnung „Öko" oder „Bio" vermarkten will, muss sich bei der zuständigen Behörde des jeweiligen Mitgliedsstaates nach einem festgelegten Muster melden. Außerdem hat man sich dem Kontrollverfahren durch einen Kontrollvertrag mit einer zugelassenen Kontrollstelle zu unterwerfen.

Wenn Sie dennoch Zweifel haben, ob ein von Ihnen gekauftes Bioprodukt auch wirklich Bio ist, können Sie sich bei den zuständigen Behörden (Landwirtschaftsämter, Behörden der Stadtverwaltung oder des Landratsamtes) erkundigen.

Zu der EU-Öko-Verordnung können spezielle Richtlinien der ökologischen Anbauverbände hinzukommen, die unterschiedlich strengere Kriterien haben. So ist laut der EU-Regelungen zum Beispiel die Liste der Zusatzstoffe, die bei der Bearbeitung von Bio-Lebensmitteln verwendet werden dürfen, auf etwa 50 Stoffe (im Vergleich zu etwa 320 in der Produktion konventioneller Lebensmittel) beschränkt. Manche Bioverbände sind strenger: Bioland erlaubt beispielsweise nur 22 Zusatzstoffe. Trotz Verarbeitung soll bei Bioprodukten die Natürlichkeit der Lebensmittel durch möglichst wenige Verarbeitungsschritte bewahrt werden.

Jedoch ist es für einen Erzeuger keine Voraussetzung, Mitglied in einem der ökologischen Anbauverbände zu sein.

Das EU-Bio-Siegel ist Pflicht

2001 wurde in Deutschland das staatliche Bio-Siegel ins Leben gerufen. Damit können Produkte und Lebensmittel gekennzeichnet werden, die nach den EU-Rechtsvorschriften für den ökologischen Landbau produziert und kontrolliert wurden.

Seit dem 1. Juli 2012 gibt es das EU-Bio-Siegel. Es ist der Mindeststandard für den ökologischen Anbau in Europa und muss auf allen vorverpackten Lebensmitteln angebracht sein, die in der EU als Bioprodukte erzeugt und verkauft werden. Zum Siegel gehören Informationen über die Herkunft der Zutaten und die Angabe der Codenummer der Öko-Kontrollstelle.

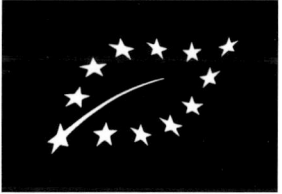

Das europäische Biosiegel

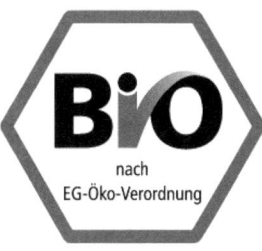

Das deutsche Biosiegel

Das EU-Bio-Logo ist für vorverpackte Ware verpflichtend, die Hersteller können ihre Bioprodukte zusätzlich mit dem deutschen Bio-Siegel und den Zeichen der privaten Verbände und Handelsmarken kennzeichnen.

> Unverpackte Bioware oder aus nicht EU-Ländern importierte Bio-Lebensmittel dürfen mit dem Bio-Logo gekennzeichnet werden.

Besonders wichtig sind die Angaben zur Kontrolle: Die Bauern müssen sich mindestens einmal pro Jahr nach EU-Öko-Verordnung durch eine unabhängige Kontrollstelle auf Einhaltung der Bio-Richtlinien prüfen lassen. Auch zusätzliche Stichprobenkontrollen sind möglich. Dasselbe gilt für die Verbände. Naturland fordert, dass die ökologische Wirtschaftsweise mit einem Hofschild nach außen offen bekannt gegeben wird. Ihrer Ansicht nach entspricht dies einer zusätzlichen „Sozialkontrolle" (z. B. durch Nachbarn und Kunden). Demeter schreibt ein jährliches Betriebs- und Entwicklungsgespräch mit Kollegen vor.

PFLICHT UND KÜR

Bioprodukte mit dem EU-Bio-Siegel und dem Hinweis auf die Öko-Kontrollstelle entsprechen mindestens den gesetzlichen Vorschriften der EU.

Finden Sie einen Hinweis auf dem Produkt, dass es sich bei dem Erzeuger um ein Mitglied eines der Ökoverbände handelt, so wurden diese Vorschriften zusätzlich beachtet.

Bio-Mischprodukte

Von den reinen Bio-Lebensmitteln unterscheiden sich die Bio-Mischprodukte (erlaubte Beimischungen siehe folgenden Vergleich Bio-Verbände und EU-Öko-Verordnung) und die Reformwaren. Erstere enthalten einen mehr oder weniger großen Anteil an Zutaten aus Nicht-Öko-Anbau. Vor allem zu Beginn der Bioproduktion waren nicht alle Lebensmittel in Bioqualität verfügbar, sodass gerade im Naturkostwarenbereich Ausnahmen gemacht werden mussten. Diese Einschränkung traf jedoch immer weniger zu, und die Sonderfälle konnten reduziert werden. Waren, die nur über Reformhäuser angeboten werden, sind zum Teil Bioprodukte, manche auch nicht. Hier ist auf die Kennzeichnung der Lebensmittel zu achten.

Noch immer gilt: Wenn die Menge der konventionellen Zutaten 5 % nicht überschreitet, darf die Ware ohne Einschränkung als Bioware deklariert werden. Darüber hinaus müssen Produkte mit bis zu 30 % konventionellen Nahrungsmitteln diesen Anteil prozentual ausweisen. Übersteigt der Fremdanteil 30 %, dürfen die Waren nicht mehr als Bioprodukt deklariert werden.

Wenn die Menge der konventionellen Zutaten 5 % nicht überschreitet, darf eine Ware ohne Einschränkung als Bioware deklariert werden.

Der Naturkosthandel bietet ausschließlich Bioprodukte an. Die großen Handelsketten haben oft eigene Bioproduktlinien, die sie mit einem speziellen Label kennzeichnen. Diese besonderen Kennzeichen sind keine staatlichen oder EU-Kennzeichen. Sie sollen in der Regel nur das Auffinden der Bio-Lebensmittel im Supermarkt erleichtern. Aber auch auf diesen Produkten finden

Sie – vorausgesetzt, es handelt sich um echte Bio-Lebensmittel – das beschriebenen Bio-Siegel und Angaben zur Prüfstelle.

Entscheidend: die Kontrollstellen

Wie bereits erwähnt, sind nicht nur die Siegel ein Zeichen für Bioqualität. Noch wichtiger ist die Angabe der Öko-Kontrollstelle, die von der obersten Kontrollbehörde des jeweiligen Bundeslandes zugelassen und überwacht wird. Sie finden das Erkennungszeichen der Kontrollstelle ebenso wie die Siegel auf jeder Verpackung eines Bio-Lebensmittels. Haben Sie Bedenken, ob es sich bei dem Produkt tatsächlich um Bioware handelt, können Sie bei der angegebenen Kontrollstelle nachfragen, ob alles seine Richtigkeit hat. Denn sie haftet für die Bioqualität der Ware.

> Wichtiger als ein Siegel ist die Angabe der Öko-Kontrollstelle, die von der obersten Kontrollbehörde des jeweiligen Bundeslandes zugelassen und übewacht wird.

KENNZEICHNUNG DER KONTROLLSTELLE

Die Kennzeichnung der Kontrollstelle besteht aus zwei Elementen: dem Länderkürzel und der Nummer der Kontrollstelle.

Beispiel:
Kontrollverein ökologischer Landbau e. V. (DE-ÖKO-022)

„DE" steht für Deutschland (andere Kürzel sind IT für Italien, BE für Belgien etc.), die Nummer 22 steht hier für den Kontrollverein ökologischer Landbau e. V. Deutsche Kontrollstellen verwenden Ziffern, in anderen EU-Ländern sind auch Buchstaben üblich, zum Beispiel AIB für eine italienische Kontrollstelle.

Im Internet sind die Kontrollstellen aufgeführt, zum Beispiel hier: www.oekolandbau.de/service/adressen/oeko-kontrollstellen

DE-001-Öko-Kontrollstelle

Beispiel für die Kontrollstellennummer auf der Verpackung eines Bioproduktes

Bio in der Schweiz

In der Schweiz gilt für „Bio-Lebensmittel", die auch so gekennzeichnet sind, die Schweizer Bio-Verordnung, die äquivalent ist zur EU-Öko-Verordnung. Die meisten der Schweizer Bio-Lebensmittel sind nach den Richtlinien von „Bio-Suisse" (Vereinigung Schweizer Biolandbau-Organisationen) erzeugt, die die Knospe als Erkennungszeichen aufweisen.

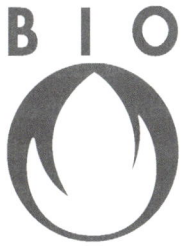

Die BioSuisse-Knospe

Die wichtigsten Regeln des ökologischen Landbaus

Zum Hauptziel der ökologischen Landwirtschaft gehört die Gesunderhaltung des Kreislaufs Boden – Pflanze – Tier – Mensch. Was dies beinhaltet, wurde bereits ausführlich dargestellt. Hier noch einmal eine Übersicht:

- Artgerechte Tierhaltung, die sich nach den Bedürfnissen der jeweiligen Tierart richtet. Dazu gehören Freilauf, genügend Platz im Stall, das richtige Futter.
- Anpassung der Tierhaltung an die Betriebsfläche, also nur eine begrenzte Anzahl von Weidetieren pro Fläche.
- Förderung bewährter Kultursorten und Zuchtrassen, besonders im Hinblick auf Schädlingsresistenz und Tiergesundheit.
- Ausschluss der Gentechnik bei Produktion und Verarbeitung.
- Möglichst regionale Vermarktung der Lebensmittel.
- Verbot von Kunstdünger und chemisch-synthetischen Schädlingsbekämpfungsmitteln.
- Futter vom eigenen Bio-Hof, bei Zukauf nur von ökologisch wirtschaftenden Betrieben.
- Kurze Wege für den Transport zum Schlachthof, um die quälerischen Tiertransporte zu vermeiden.
- Verbot der Bestrahlung von Lebensmittel mit ionisierenden Strahlen zur Haltbarmachung.
- Förderung der Bodenfruchtbarkeit und der Abwehrkräfte von Pflanzen und Tieren gegen Krankheiten und Schädlinge.
- Schonung des Grundwassers, insbesondere in Bezug auf Nitrat und Rückstände von Pestiziden.
- Erstrebenswert ist eine abwechslungsreiche, weite Fruchtfolge (Zwei-, Drei- und Vierfelderwirtschaft).

Dies sind die Mindestrichtlinien für alle Biobetriebe, die für den Handel produzieren. Für die Einhaltung der Regeln sorgen die entsprechenden Kontrollstellen, die dem Siegel auf den Produkten zu entnehmen sind.

So gibt es neben dem EU-Bio-Siegel und dem deutschen Bio-Siegel auch Kennzeichen, Siegel oder Logos der jeweiligen Anbauverbände, die sie auf ihren Produkten zusätzlich zum EU-Siegel anbringen. Diese Verbände heißen: Demeter, Bioland, Biokreis, Naturland, Gäa, Biopark, Verbund Ökohöfe, Ecoland und Ecovin.

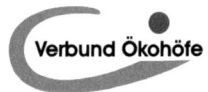  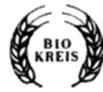

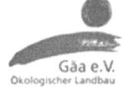 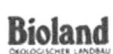 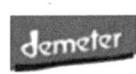

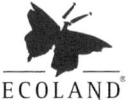 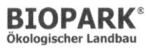 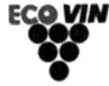

Die Verbandszeichen der ökologisch wirtschaftenden Betriebe ⸺⸺⸺

Die einzelnen Verbände haben Richtlinien, die die EU-Vorgaben ergänzen und deren Einhaltung ebenfalls überprüft wird. So richten sich zum Beispiel die Demeter-Bauern, die biologisch-dynamische Landwirtschaft betreiben, bei der Aussaat und der Ernte nach dem Mond. Dieser älteste und bekannteste Bio-Verband in Deutschland hat ein Wachstum von ca. 6 % pro Jahr – sowohl in der Fläche als auch bei den Betrieben. Seit 1997 ist er auch über Deutschland hinaus bekannt, unter Demeter-International.

> Bioland ist der größte Verband des ökologischen Landbaus in Deutschland und Südtirol.

Die speziellen Regeln können Sie bei den jeweiligen Verbänden erfragen. Ein Verstoß gegen Regeln hat eine Geldstrafe und bei Wiederholung Verbandsausschluss zur Folge.

EU-Bio und Verbands-Bio – die Unterschiede

Bioprodukte gemäß der EU-Richtlinie erfüllen die grundsätzlichen Voraussetzungen für die Öko-Landwirtschaft. Doch die Bio-Anbauverbände sind in mancher Hinsicht strenger. Im Folgenden werden die wichtigsten Unterschiede aufgeführt. Stellvertretend für alle Verbände werden die Vorgaben der drei größten Verbände – Bioland, Naturland und Demeter – herangezogen.

Größter Unterschied: Teilumstellung

Der größte Kritikpunkt ist die **Teilumstellung** eines Betriebes. Das ist bei der EU-Öko-Verordnung erlaubt, dic Verbände schließen es aus.

Teilumstellung bedeutet, dass in einem konventionellen Betrieb auch Bioprodukte produziert werden können. Beide Bereiche müssen jedoch streng voneinander getrennt sein. Mit der Teilumstellung will man Betrieben, die das Risiko einer vollständigen Umstellung scheuen, einen Einstieg in den Ökolandbau ermöglichen. Außerdem bietet die Teilumstellung die Möglichkeit, im kleinen Rahmen zu prüfen, ob das ökologische Produktionssystem zum Betrieb und zu den persönlichen Neigungen passt.

Betriebe mit Teilumstellung müssen bei der EU-Öko-Kontrolle auch die Daten über den konventionell bewirtschafteten Bereich offenlegen, was der Transparenz dient. Die Ökoware muss gut von der konventionellen zu trennen sein. Ein Bio-Weizenfeld neben einem konventionellen Weizenfeld

In Deutschland wird Teilumstellung nicht finanziell gefördert.

ist nicht möglich, hier muss eine völlig andere Feldfrucht angebaut werden. Auch eine gleichzeitige konventionelle und ökologische Schweinemast in einem Betrieb ist nicht zulässig, ebenso wenig der parallele Anbau von konventionell und ökologisch angebauten Erdbeeren oder eine gemeinsame Scheune für die benötigten Maschinen. Ausnahmen gibt es für bestimmte Dauerkulturen wie Obst oder Wein. Dann ist jedoch ein ausführlicher Umstellungsplan nötig, der gemeinsam mit der

Ökokontrollstelle entwickelt und von der zuständigen Behörde genehmigt werden muss. Aber auch dann ist eine Parallelerzeugung mit zusätzlichen Einschränkungen und intensiven Prüfungen durch die zuständige Kontrollstelle verbunden.

Rechnen kann sich die Teilumstellung für Flächen, die sowieso extensiv genutzt werden, wie Grünland in ungünstigen Lagen oder Streuobstwiesen. Unter diesen Voraussetzungen lässt sich vorhandenes Dauergrünland zum Beispiel für eine ökologische Mutterkuhhaltung nutzen.

STREUOBSTWIESEN

Streuobstwiesen sind Obstbaumanlagen, auf denen in der Regel mit reichlich Platz dazwischen viele alte Obstbäume wie Apfel-, Quitten-, Birnen-, Kirsch- und Zwetschgenbäume wachsen. Meist werden die Wiesen von Generation zu Generation weitervererbt. Im Unterschied zum Plantagenanbau wird nicht nur eine Sorte mit hohem Gewinnstreben angebaut. Die Bäume sind oft recht hoch und schwer abzuernten. Typisch sind seltene Sorten, die man im Supermarkt normalerweise nicht erhält.

Streuobstwiesen gehören zu den artenreichsten Biotopen Europas, da sie viele unterschiedliche Lebensräume bieten. Seltene Pflanzen-, Insekten- und Vogelarten sind typisch, ebenso Totholz, das wiederum für Nisthöhlen etc. sorgt. Insekten finden ein reichhaltiges Nahrungsangebot und Hummeln, Honig- und Wildbienen eine bunte Blütenvielfalt. Die Bäume werden durch Bienen bestäubt, davon hängt unmittelbar die Ernte ab.

Da sie in der Regel auch nicht mit Pestiziden behandelt werden, sind diese Wiesen gut für eine Teilumstellung auf EU-Bio geeignet. Oft handelt es sich um landschaftliche Kostbarkeiten.

Die meisten Streuobstwiesen findet man in Süd-und Mittel-
deutschland. Seit einigen Jahren nimmt der Biostreuobstanbau
zu. Bei uns wachsen bis zu 3 000 verschiedene Obstsorten,
darunter alleine 1 400 Apfelsorten auf diesen Wiesen.

Im Vergleich zu EU-Staaten wie Dänemark oder Frankreich ist
in Deutschland eine Teilumstellung eher die Ausnahme. Man
schätzt die Rate auf maximal 5 %. Als Hauptgrund dafür sieht
man, dass teilumgestellte Betriebe in Deutschland, anders als in
anderen EU-Staaten, keine Fördergelder für den ökologischen
Landbau bekommen, weder in der schwierigen Umstellungs-
phase noch danach.

Außerdem gibt es die Teilumstellung nur für Betriebe, die nach
dem EU-Mindeststandard arbeiten wollen, da die deutschen Bio-
verbände eine Teilumstellung geschlossen ablehnen. Sie sehen
einen landwirtschaftlichen Betrieb als Einheit und befürchten
Wettbewerbsverzerrungen sowie ein höheres Betrugsrisiko.

Tierhaltung

Sowohl bei EU-Bio als auch bei den Verbänden ist die Anzahl
der erlaubten gehaltenen Tiere flächenbezogen.

EU-Bio lässt 230 Hennen oder 580 Masthähnchen oder 14
Mastschweine und 2 Milchkühe pro Hektar und Jahr zu. Bioland, Naturland und Demeter erlauben nur 140 Legehennen
oder 280 Masthähnchen, bzw. 10 Mastschweine und ebenfalls
2 Milchkühe pro Hektar und Jahr.

Tierschutzmaßnahmen

Enthornung bei Wiederkäuern (z. B. Rinder, Schafe) EU-Bio will eine Enthornung bei Wiederkäuern eigentlich nicht, sie kann aber genehmigt werden und muss dann mit angemessener Schmerzausschaltung durchgeführt werden. Bioland und Naturland vertreten dieselbe Ansicht. Naturland verbietet zusätzlich Ätzstifte. Demeter lässt die Enthornung nicht zu und erlaubt auch kein genetisch hornloses Milchvieh.

Kupieren von Körperteilen (z. B. Schwänze, Ohren, Schnäbel, Flügel) Bei EU-Bio, Bioland und Naturland ist das Kupieren von Schwänzen, Ohren etc. nicht erwünscht. Führt man dies dennoch durch, dann ist dies nur mit angemessener Schmerzausschaltung erlaubt. Beim Demeter-Verband ist das Kupieren vollständig verboten.

Tiertransporte Auch die EU will, dass der Stress der Tiere bei Transporten auf ein Minimum begrenzt wird. Tiere dürfen weder mit Stromstößen getrieben noch mit schulmedizinischen Beruhigungsmitteln behandelt werden.

Die Dauer des Transports darf 8 Stunden nicht überschreiten. Bioland, Naturland und Demeter begrenzen die Transportwege auf maximal 200 Kilometer Entfernung und die Dauer des Transports darf 4 Stunden nicht überschreiten.

Fütterung Die Fütterung der Tiere soll ihrem ernährungsphysiologischen Bedarf in dem jeweiligen Entwicklungsstadium entsprechen. Das Ziel ist hohe Qualitäten statt Leistung.

Als noch nicht genügend Biofutter zur Verfügung stand, durfte auch mit konventionellem Futter zugefüttert werden. Das ist jetzt anders: Aktuell dürfen die Tiere ausschließlich mit ökologisch erzeugten Futtermitteln gefüttert werden.

Außerdem sollen die Futtermittel so weit wie möglich aus eigener Erzeugung stammen. Damit soll der Betriebskreislauf weitestgehend geschlossen sein. Bei Pflanzenfressern müssen mindestens 60 %, bei Schweinen und Geflügel mindestens 20 % des Futters vom Hof selbst stammen oder – falls dies nicht möglich ist – in Zusammenarbeit mit anderen ökologischen Betrieben in derselben Region erzeugt werden.

> Für alle Öko-Bauern gilt: Wenn sie Tiere halten, müssen sie über bewirtschaftete Landflächen verfügen.

Fischmehl darf nur bei EU-Bio an alle fleischfressenden Tierarten (z. B. Geflügel, Schweine) verfüttert werden, bei Verbands-Bio (Bioland, Naturland, Demeter) ist es grundsätzlich nicht erlaubt.

Bezüglich des Grünfutters gibt es bei EU-Bio keine Regeln, es ist also ganzjährig Silagefütterung möglich. Bei Bioland, Naturland und Demeter ist Silagefütterung verboten. Die Verbände fordern, dass im Sommer Grünfutter angeboten werden muss. Demeter wird genauer: Der Verband fordert mehr als 50 % Grünfutter, wenn möglich durch Weidegang.

Pflanzenfresser sollen so oft wie möglich auf die Weide können. Junge Säugetiere sollen natürliche Milch, vorzugsweise Muttermilch erhalten. Das gilt für folgende Zeiträume:

- Rinder: mindestens drei Monate
- Schafe und Ziegen: mindestens 45 Tage
- Schweine: mindestens 40 Tage

Futter von Umstellungsbetrieben

Manchmal darf das Futter auch von Umstellungsbetrieben stammen. Dies ist jedoch auf bis zu 30 % der Futterration (Trockenmasse) im Jahresdurchschnitt beschränkt und die Flächen müssen zum Erntezeitpunkt schon mindestens zwölf Monate ökologisch bewirtschaftet worden sein. Wird der betroffene Betrieb jedoch gerade selbst umgestellt, darf dieser Anteil bis zu 100 % der Tierfuttermenge ausmachen – denn er darf seine Produkte sowieso nur mit der Kennzeichnung „Umstellungsbetrieb" verkaufen.

Nicht erlaubt sind irgendwelche chemisch-synthetisch hergestellten Futterzusätze zur Leistungs- und Wachstumsförderung, zur Beeinflussung von Stoffwechsel- und Verdauungsvorgängen oder zur Krankheitsprophylaxe. Selbstverständlich dürfen auch keine gentechnisch veränderten Organismen oder ihre Erzeugnisse gefüttert werden.

Kennzeichnung

Damit ein Lebensmittel als EU-Bio gekennzeichnet werden darf, müssen mindestens 95 % der Zutaten ökologischer Herkunft sein. Andere Zutaten – maximal 5 % – dürfen jedoch nur verwendet werden, wenn sie nicht in Bioqualität zur Verfügung stehen.

Das Zeichen für „Bioland" bzw. „Naturland" darf nur verwendet werden, wenn 100 % der Zutaten ökologischer Herkunft sind. Bei Bioland müssen 95 % der Inhaltsstoffe „Bioland"-zertifiziert sein. Naturland macht Zugeständnisse, wenn nachweislich keine Ökozutaten zur Verfügung stehen. Dann darf man auch konventionelle Zutaten verwenden.

Das Zeichen für „Demeter" darf auf dem Produkt stehen, wenn 95 % der Zutaten ökologischer Herkunft und davon 90 % „Demeter"-zertifiziert sind. Sind die Waren nicht in Demeter-Qualität verfügbar, müssen sie von anderen Anbauverbänden stammen, EU-Bio darf nur verwendet werden, wenn keine Verbandsware zur Verfügung steht.

Düngung

Bei EU-Bio gibt es keine Begrenzung der Gesamtstickstoffdüngermenge. Nur der Eintrag von Stickstoff aus tierischen Ausscheidungen ist auf max. 170 Kilogramm pro Hektar und Jahr begrenzt. Bei den Bioverbänden dürfen nur 112 Kilogramm Gesamtstickstoffdünger pro Hektar und Jahr ausgebracht werden.

Bei EU-Bio ist auch der Zukauf von Gülle, Jauche und Geflügelmist aus konventioneller flächengebundener Tierhaltung erlaubt. Die Verbände schließen dies aus.

Beim Einsatz von organischem Dünger gibt es bei EU-Bio keine Einschränkungen. Hingegen sind bei den Verbänden (Bioland, Naturland und Demeter) Blut-, Fleisch- und Knochenmehle sowie Komposte aus Haushaltsabfällen verboten.

Bei Gärresten aus Bioanlagen gibt es für EU-Bio keine Beschränkungen. Bei den Verbänden dürfen Gärreste, in denen nur konventionelle Substrate vergoren werden, nicht als Dünger verwendet werden.

Zusatzstoffe

EU-Bio erlaubt 47 Zusatzstoffe, Bioland nur 23, Naturland 20 und Demeter sogar nur 13 Stoffe. Eine Jodierung und die sogenannten natürlichen Aromastoffe sind verboten, nur Aromaextrakte der namensgebenden Pflanze sind zugelassen.

Natriumnitrit bzw. Nitritpökelsalz wird zum Beispiel zum Pökeln von Fleisch verwendet und kann unter anderem krebserregend wirken. Für EU-Bio und Naturland ist es in begrenzten Mengen und mit Einschränkungen erlaubt. Bioland und Demeter haben seine Anwendung verboten.

Carrageen setzt man als Verdickungsmittel ein und es ist möglicherweise krebserregend. Für EU-Bio ist es erlaubt, Bioland, Naturland und Demeter haben es verboten.

Verfahren zur Lebensmittelherstellung

Die EU-Öko-Verordnung, Bioland, Naturland und Demeter verbieten ionisierende Bestrahlung und Gentechnik (gentechnisch manipulierte Organismen und Produkte, die daraus gewonnen werden). Bioland, Naturland und Demeter erlauben auch keine Nanotechnologie. Demeter-Milch darf weder homogenisiert noch ultrahocherhitzt werden.

Bioprodukte aus dem Ausland

Leider werden in unserem Land nicht ausreichend Bioprodukte produziert, es muss also reichlich importiert werden – das gilt für die gesamte EU. 2018 wurden insgesamt 3 258 532 Tonnen ökologische Rohwaren und Lebensmittel nach Europa eingeführt.

> Leider werden in unserem Land nicht ausreichend Bioprodukte produziert, es muss also reichlich importiert werden.

Die EU-Öko-Verordnung gilt innerhalb der gesamten EU, im EU-Binnenmarkt dürfen Bioprodukte also frei gehandelt werden. Beim Import von Bioprodukten aus Drittländern, also aus Ländern außerhalb der EU, sieht es etwas anders aus. Hier müssen im betreffenden Land Produktionsvorschriften und Kontrollmaßnahmen implementiert sein, die den Anforderungen der EU entsprechen. Für die Öko-Kontrollstellen in Drittländern gibt es ganz klare Vorgaben, die in der EU-Öko-Verordnung festgelegt sind.

Damit ist sichergestellt, dass die Qualität der Bioprodukte aus dem Ausland den europäischen Anforderungen entspricht.

Dabei kann es nicht genug Bio-Landwirte geben. Tatsächlich gibt es noch Gegenden auf dieser Welt, in denen bislang weder künstliche Düngemittel noch Pestizide verwendet wurden. Sie werden somit auch nicht aufs Nachbarfeld geweht und vergiften auch kein Trinkwasser. Poppe Braam, der Gründer und Geschäftsführer von DO-IT (Dutch Organic International Trade) sucht schon seit über 30 Jahren nach solchen Enklaven. Er bespricht mit den dortigen Bauern, wie sie ihren Hof auf

Bioproduktion umstellen und ihre Waren auf den Weltmarkt bringen können. Damit werden zum Beispiel Bauern in China, Indien, Thailand und Brasilien unterstützt.

Bioprodukte kaufen

Nie war es so leicht wie heute, sich ökologisch zu ernähren – fast alle Super- und Drogeriemärkte, Discounter, Kaufhäuser etc. führen inzwischen Bioprodukte. Das war nicht immer so. Ursprünglich gab es Bioware nur im Naturkostladen. Doch die großen Handelsketten erkannten den Bedarf, und so entstand in den Supermärkten nach und nach ein immer größeres Angebot an Lebensmitteln aus ökologischem Anbau.

Bio aus dem Supermarkt

Inzwischen gibt es kaum mehr Anbieter, die nicht zumindest eine kleine Bioecke führen. Das geht sogar so weit, dass die konventionellen Supermärkte und Discounter mittlerweile die Hälfte aller Biowaren in Deutschland verkaufen. Der Bio-Umsatzanteil der Tegut-Supermärkte, die schon seit 30 Jahren Bioprodukte anbieten, liegt inzwischen bei mehr als 20 %.

> Supermärkte und Discounter verkaufen mittlerweile die Hälfte aller Biowaren in Deutschland.

In Deutschland verwendeten Ende Dezember 2020 6025 Unternehmen das Bio-Siegel. Die meisten davon sind in Bayern und Nordrhein-Westfalen ansässig. Der Anteil der Bio-Fläche an der gesamten landwirtschaftlichen

Nutzfläche beträgt nunmehr 9,1 % – bei meinem ersten Bio-Buch (erschienen 2008) waren es 4,9 %. Der Anteil der Biobauern ist im selben Zeitraum von 4 % auf etwa 12 % angestiegen.

Für die Verbraucher hat dies den Vorteil, dass sie im Supermarkt alles bekommen, was sie brauchen, auch konventionelle Produkte. Sie müssen nicht extra noch in den Naturkostladen laufen, den es zudem nicht an jedem Ort gibt. Dennoch bleiben Zweifel. Sind die Bio-Lebensmittel, die wir im Supermarkt kaufen, wirklich Bio?

Die Frage, ob Supermärkte und Discounter „echte" Bio-Lebensmittel anbieten, ist mit einem eindeutigen Ja zu beantworten. Wie Sie in diesem Buch erfahren haben, werden Bioprodukte streng kontrolliert, und es darf nur dort Bio draufstehen, wo auch Bio drin ist. Daher dürfen Sie zugreifen: Im Supermarkt finden Sie vor allem die „Basis-Bioprodukte" wie Trockenwaren, Milchprodukte, Eier, Obst und Gemüse, in Drogeriemärkten in der Regel Trockenware. Discounter bieten neben den Basisprodukten vor allem das an, was gerade in großen Mengen zu bekommen und schnell zu vermarkten ist.

Jedoch sollten Sie dabei im Hinterkopf behalten, dass Supermärkte und Discounter große Mengen benötigen und ein erheblicher Teil der Bioprodukte aus dem Ausland importiert wird. Das ist bei verarbeiteten Produkten nicht immer klar zu erkennen, da nur der letzte Verarbeiter genannt werden muss.

Und Sie sollten sich darüber bewusst sein, dass die riesigen, international agierenden Lebensmittelkonzerne nicht unbedingt von einem kleinen Biobauernhof zum nächsten fahren, um die Produkte einzusammeln. Die Logistik muss reibungslos funktionieren, die Produkte sollen möglichst immer zur Verfügung stehen – lückenlos und saisonunabhängig. Das ist bei Bioware nicht in der Form möglich wie für konventionelle Ware. Auch legt nicht jeder Konzern Wert auf Verbandsware, viele geben sich mit dem EU-Standard zufrieden. Da sind Großbetriebe mit Massenware als Lieferanten im Vorteil.

Bleiben wir also wachsam. Es wäre schön gewesen, wenn das deutsche Bio-Siegel in Gold, Silber und Bronze vergeben worden wäre. Dann hätte man unterscheiden können: Bronze für EU-Bioware, Silber für Verbandsware und Gold für diejenigen Bauern und Produzenten, die besonders tier- oder umweltschonend arbeiten. Dann hätte man sich leichter getan und es hätten nicht noch ein bzw. mehrere weitere Label dafür entwickelt werden müssen.

Trotzdem ist es ein großer Fortschritt, dass Bioprodukte heute so gut verfügbar sind und wir damit wenigstens vor Pestiziden, Kunstdünger und – in der Regel auch – Gentechnik sicher sind. Zudem ernähren wir uns damit immer noch gesünder, als wenn wir ausschließlich konventionelle Waren kaufen würden. Das Wichtigste ist und bleibt ein kritisches Bewusstsein, damit die EU-Öko-Verordnung nicht verwässert wird. Das heißt: Die Verbraucher müssen den Politikern klarmachen, dass sie bereit sind, für gesunde Lebensmittel mehr zu bezahlen, jedoch verwässertes Bio ablehnen.

Der Drogeriemarkt dm kooperiert mit den Bio-Verbänden Demeter und Naturland.

Inzwischen sind übrigens einige Super- und Drogeriemärkte eine Partnerschaft mit Bioverbänden eingegangen – zu wechselseitigem Nutzen. So verkaufen unter anderem Kaufland, Globus, Edeka und Tegut Produkte von Demeter, der Verband Bioland kooperiert mit Lidl und Rossmann.

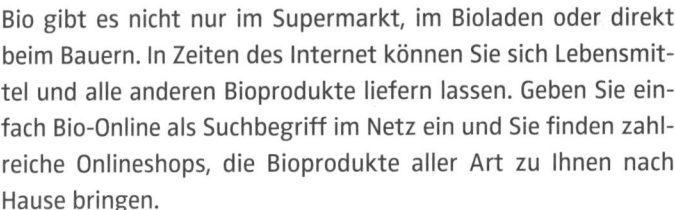

BIO-LÄDEN IM INTERNET

Bio gibt es nicht nur im Supermarkt, im Bioladen oder direkt beim Bauern. In Zeiten des Internet können Sie sich Lebensmittel und alle anderen Bioprodukte liefern lassen. Geben Sie einfach Bio-Online als Suchbegriff im Netz ein und Sie finden zahlreiche Onlineshops, die Bioprodukte aller Art zu Ihnen nach Hause bringen.

Bio aus dem Naturkostladen

Warum gehen eigentlich manche in den Naturkostladen? Was kann man dort kaufen, was man im Supermarkt nicht bekommt?

Ganz einfach gesagt, bekommen Sie im Naturkostladen ausschließlich Bioprodukte. Sie brauchen nicht danach zu suchen, das Geschäft ist voll davon. Das gilt für den gesamten Naturkostfachhandel, ob Naturkostladen, Naturkost-Fachgeschäft, Bio-Supermarkt oder auch Biomarkt. Die meisten sind im „Bundesverband Naturkost Naturwaren e. V." (BNN) organisiert. Ist am Eingang ein großes „N" zu sehen, dann gehört der Händler dem BNN an. Die Mitglieder müssen sich an die Sortimentsrichtlinien dieses Verbandes halten.

Naturkost-Fachgeschäfte sind anerkannt als Einkaufsstätten für ökologisch hochwertige Produkte. Die Qualität der Waren wird durch die Sortimentsrichtlinien und deren Kontrolle gewährleistet. Seit 2001 schon werden zum Beispiel Orientierungswerte für Pestizide und chemisch-synthetische Vorratsschutzmittel herausgegeben. Es dürfen nur diejenigen Lebensmittel verkauft werden, die diese Werte einhalten. Wie schon bei der EU-Öko-Verordnung werden regelmäßig neue wissenschaftliche Erkenntnisse in die Vorgaben aufgenommen, sodass entsprechend der Möglichkeiten Grenzwerte auch gesenkt werden.

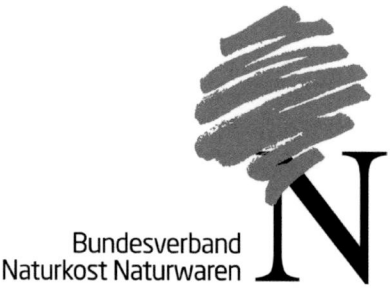

Bundesverband Naturkost Naturwaren

Das Siegel des Bundesverbandes Naturkost Naturwaren

Nahrungsmittel aus kontrolliert biologischer Agrarwirtschaft (kbA) – also aus der ökologischen Landwirtschaft – spielen eine elementare Rolle im Naturkostfachhandel. Bevorzugt werden Lebensmittel, die zusätzlich zu der europäischen Verordnung nach den Richtlinien eines der ökologischen Anbauverbände erzeugt werden. Für Produkte aus dem Ausland gilt zum einen die EU-Öko-Verordnung und zusätzlich gelten die internationalen Regeln der IFOAM (Internationale Vereinigung der ökologischen Landbaubewegungen).

Ein großer Vorteil ist die volle Deklaration sämtlicher Lebensmittelbestandteile eines Produktes – die ohne die berühmt-berüchtigten E-Nummern auskommen: Sie geht über die gesetzlichen Anforderungen hinaus und ist damit ein wichtiger Beitrag dafür, dass der Verbraucher wieder mehr Vertrauen in die Lebensmittel setzen kann. Auch Spuren gentechnisch veränderter Organismen werden entgegen der aktuellen Gesetzeslage nicht geduldet.

Entsprechend diesen Regeln liegt der Schwerpunkt auf Lebensmitteln, die eine vollwertige Ernährung ermöglichen und nach den Prinzipien der Vollwerternährung mindestens als empfehlenswert eingestuft sind. Es werden bevorzugt Vollkornprodukte, Obst und Gemüse der Saison angeboten. Bei Margarine handelt es sich zum Beispiel um ungehärtete und nicht chemisch veränderte Pflanzenmargarine, Honig darf nicht wärmegeschädigt sein.

Naturkostläden dürfen den regionalen Anbau unterstützen. Das heißt, wenn ihnen Obst oder Gemüse, die aus Überschüssen von Privatgärten stammen und Ähnliches angeboten wird, dürfen sie dieses verkaufen, und zwar ohne Beteiligung des Großhandels. Auch hier wird genau deklariert, woher die Produkte stammen: aus „Privatanbau". Name und Ort des Erzeugers müssen deutlich zu erkennen sein.

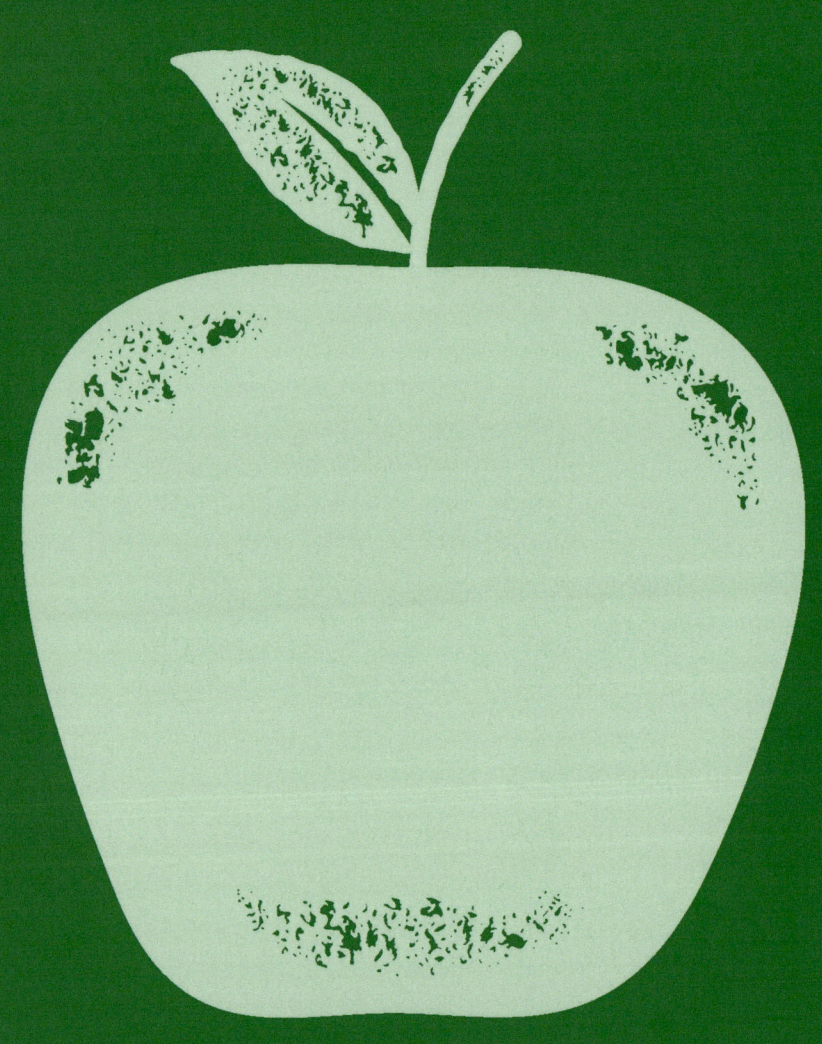

WAS DÜRFEN BIO-LEBENSMITTEL KOSTEN?

Bio-Lebensmittel sind teurer als konventionell erzeugte. Das weiß jeder, der schon einmal im Bioladen eingekauft hat. Doch welcher Preis ist gerechtfertigt? Was ist Wucher? Warum sind Bio-Lebensmittel im Supermarkt oder Discounter oft billiger? Diese Fragen werden auf den folgenden Seiten beantwortet.

Wie viel teurer ist Bio?

Eines ist ganz klar: Qualität kostet, aber sie ist nicht uner-schwinglich. Fleisch von Tieren, die artgerecht gehalten werden, und Lebensmittel, die nicht durch Zusatzstoffe aufgeplustert sind, kosten mehr Geld. Die Preise für Bio-Lebensmittel sind dort besonders hoch, wo konventionelle Lebensmittel zu Nied-rigstpreisen angeboten werden – mit allen Nachteilen, die das hat. Wenn auf Kosten von Tieren produziert wird und Umwelt-verschmutzung nichts kostet, braucht man sich über die nied-rigen Preise bestimmter Lebensmittel nicht zu wundern. Die Kosten für die Trinkwasserreinigung, um es frei von Pestiziden und weniger Nitrat zu bekommen, für Artenschutzmaßnah-men und/oder Abdriftschäden von Pestiziden müssen wir alle tragen, nicht die Verursacher: Der Einkauf beim Biobauern ist aktiver Umweltschutz.

Preisvergleich der Stiftung Warentest

Zuverlässige Daten über die unterschiedlichen Kosten von Bio-produkten und konventioneller Ware sind nur schwer zu finden. Das Problem ist, dass die Preise variieren. Die Unterschiede können je nach Warengruppe stark schwanken, aber auch je nachdem, ob die Produkte im Supermarkt, Discounter oder Naturkostladen angeboten werden. Unter diesem Vorbehalt sind die Daten der Stiftung Warentest zu sehen, die einen Preis-vergleich durchgeführt hat.

Die Stiftung Warentest stellte fest, dass Biofleisch das Doppelte bis Dreifache kostet. Zum Beispiel kostet 1 Kilo konventionelles Hackfleisch etwa 5 Euro. Der Preis der Biovariante lag bei mehr als dem Doppelten. Ein Hähnchenbrustfilet mit Biosiegel kostet sogar mehr als das Dreifache eines herkömmlichen Filets.

Dieser Unterschied wird mit dem höheren Aufwand bei der Tierhaltung nach Ökostandards erklärt. Dazu kommt, dass ein Biobauer in der Regel mit weniger Tieren als sein konventionell wirtschaftender Nachbar arbeitet. Die Kosten entstehen bei der Haltung, der Futtererzeugung und der Behandlung von Krankheiten mit homöopathischen Mitteln.

> Fast immer kosten Bioprodukte mehr als konventionelle, aber nicht in allen Fällen. Vor allem beim Fleisch zahlt man deutlich mehr.

Hingegen ist bei Nudeln und Tee der Preisunterschied zwischen konventionell und Bio deutlich kleiner. Kaltgepresstes Sonnenblumenöl kostete in der Biovariante durchschnittlich sogar etwas weniger als konventionelles.

Discounter oder Feinkostladen?

Wenn wir die Preise für Bioprodukte mit denen für konventionelle Produkte vergleichen, müssen wir auch darauf schauen, wo wir einkaufen. Bioware aus dem Discounter vergleichen wir mit der konventionellen Ware aus dem Discounter, die Ware aus dem Naturkostladen mit Produkten aus Feinkostgeschäften. Im Naturkostladen gibt es in der Regel ausgebildetes Personal, das auch mal den einen oder anderen Ernährungstipp geben kann.

Diese Geschäfte sind daher im Preisniveau mit konventionellen Feinkostgeschäften zu vergleichen. Dann ist die Preisdifferenz gar nicht mehr so groß.

Und natürlich gilt es auf die Qualität zu achten: Biofruchtsaft ist mit herkömmlichem Fruchtsaft zu vergleichen und nicht mit Fruchtnektar oder einem Fruchtsaftgetränk, die zum größten Teil aus gezuckertem Wasser bestehen.

Warum Bio seinen Preis wert ist

Dass Bio-Lebensmittel mehr kosten als konventionelle, ist aus vielerlei Gründen gerechtfertigt: Ein ökologisch bewirtschafteter Betrieb ist arbeitsintensiver, da die Chemie als Hilfskraft ausfällt. So erfordert zum Beispiel der Bio-Apfel dreimal so viel Arbeit wie der Apfel aus konventionellem Anbau. Im Obstbau werden die Käfer zum Teil noch mit der Hand abgesammelt, im Ackerbau wird das Unkraut teilweise ausgerupft. In der Tierhaltung gibt es Einstreu statt Spaltenböden und es muss ausgemistet werden.

Auch die Erträge sind geringer. So erwirtschaftet ein Biobauer etwa 38 Dezitonnen pro Hektar Weizen. Fast doppelt so viel, nämlich 61 Dezitonnen pro Hektar, erntet ein konventioneller Bauer. Der Grund: Verzicht auf Pestizide und mineralischen Stickstoffdünger.

Glückliche Bio-Rinder geben weniger Milch Eine konventionelle Kuh gibt 40 bis 60 Liter Milch pro Tag, im Jahr sind das zwischen 9000 und 14000 Liter. Dafür fressen die meisten Rinder große Mengen eiweißreiches Kraftfutter aus Maispflanzen, Soja oder Rapsschrot. Soja kommt aus Südamerika, ist in der Regel gentechnisch verändert, wurde mit großen Mengen an Pestiziden behandelt und wächst in Monokulturen **auf ehemaligen Urwaldflächen**. Nur ein Teil des Futters stammt vom Hof. In der Regel sehen die Kühe keine Weide.

Eine Biokuh gibt täglich nur zwischen 15 und 30 Liter Milch. Das sind bis zu 9000 Liter pro Jahr. Dafür bekommt das Tier in der Regel deutlich weniger Kraftfutter zu fressen und das Futter wurde ohne chemisch-synthetische Pestizide, Mineraldünger oder Gentechnik erzeugt. In der Regel findet man diese Kühe von Mai bis Oktober auf der Weide, wo sie in ihrer Herde leben, Gras fressen und sich bewegen. Die schonende und aufwendigere Wirtschaftsweise hat zur Folge, dass die Renditen im ökologischen Anbau rund ein Drittel niedriger sind.

Fruchtfolge kostet Geld Ein Biobauer ist zur sogenannten Fruchtfolge verpflichtet. Das heißt: In regelmäßigen Abständen muss er etwa ein Drittel seiner bewirtschafteten Fläche für den Anbau solcher Pflanzen reservieren, die dem Boden helfen, sich zu erholen, und für künftige Anbauphasen Stickstoff anzusammeln. Viele der dafür eingesetzten Pflanzenarten – Leguminosen oder Hülsenfrüchte wie Klee, Lupinen und Ackerbohnen – eignen sich nur als Futterpflanzen oder zur Gründüngung. Diese Flächen stehen nicht für den Anbau von Marktfrüchten, also Ackerfrüchten, die man verkaufen kann, zur Verfügung.

Qualität statt Quantität Artgerechte oder ökologische Tierhaltung konzentriert sich auf die Erzeugung von Lebensmitteln hoher Qualität und nicht auf die Maximierung der Leistung der Tiere. Euter, die bis zum Boden durchhängen oder entzündete Klauen durch die Spaltenböden kommen dort nicht vor. Dadurch ist die Tierhaltung aufwendiger als in konventionellen Betrieben.

> Ökologische Tierhaltung konzentriert sich auf die Erzeugung von Lebensmitteln hoher Qualität und nicht auf die Maximierung der Leistung der Tiere.

Sorgfältige Verarbeitung Die Verarbeitung von Bioprodukten erfordert besondere Sorgfalt, nicht nur, weil die meisten der üblichen Zusatzstoffe verboten sind. Es ist aufwendiger, natürliche Zutaten aus biologischer Erzeugung einzusetzen anstelle von Farbstoffen oder künstlicher Aromen. Damit die Produkte gut schmecken, müssen besondere Rezepturen entwickelt und hochwertige Zutaten verwendet werden. Das Ergebnis: qualitativ höherwertigere aber teurere Nahrungsmittel.

> Engmaschige Kontrollen bringen nicht nur größere Sicherheit, sie kosten auch Geld.

Aufwendige Logistik Dazu kommt eine aufwendige, kostenintensive Logistik, da Biobauernhöfe immer noch eher selten sind und verstreut in der Landschaft liegen. Ein Lkw, der die Produkte einsammelt, muss oft weite Wege zurücklegen, bis er die Menge an Waren hat, die er braucht. Zusätzlich entstehen Kosten bei der Trennung von konventionellen Produkten im Transport, in der Verarbeitung oder Lagerung, um eine Vermischung mit konventioneller Ware auszuschließen.

Die hohen Kosten für die Logistik können die Verbraucher übrigens beeinflussen: Mehr Biokäufer heißt mehr Biobauern, das bedeutet wiederum kürzere Wege und einfachere Logistik. Generell würde eine größere Nachfrage nach ökologisch erwirtschafteten Lebensmitteln das Preisniveau senken. Dennoch sollte man sich davor hüten, nur auf den Preis zu achten. Denn dann sind die Produzenten wieder gezwungen, auf billigere Ausgangsware auszuweichen, und die Skandalkette beginnt von neuem – diesmal auf der Bio-Ebene.

Sparen an Lebensmitteln hat teure Folgen

Lebensmittel kann man heutzutage so billig kaufen wie noch nie. Im Durchschnitt wird nur rund 14 % des monatlichen Einkommens für die Ernährung ausgegeben, der Rest für Wohnung, Auto und Freizeit. Doch die scheinbar preiswerten Lebensmittel kosten den Steuerzahler Geld, das an anderer Stelle von ihm verlangt wird: längere Krankheitszeiten und hohe Arzneimittelkosten, Krankheitskeime, die aufgrund des Einsatzes von Antibiotika in der Tierhaltung Resistenzen entwickeln und durch teure andere ersetzt werden müssen. Nahrungsmittelallergien nehmen seit Jahren zu. Milliarden Kosten sind entstanden, um die Folgen von Lebensmittelskandalen auszugleichen.

Auch die Subventionen sind nicht zu vergessen. So gehen im Jahr pro EU-Bürger 114 Euro als Subventionen in die Landwirtschaft. Deutschland erhält 6,3 Milliarden Euro Agrarsubventionen der EU und steht damit nach Frankreich und Spanien an dritter Stelle. Empfänger sind hauptsächlich Landwirte, doch auch viele Behörden und staatliche Stellen, die Umweltschutzaufgaben erfüllen oder sich um die Infrastruktur im ländlichen Raum kümmern. Die Rinderseuche BSE kostete die EU damals rund 6 Milliarden Euro. Sie hätte auf Ökohöfen nicht ausbrechen können, da dort grundsätzlich kein Tiermehl an Kühe und andere Pflanzenfresser verfüttert werden darf.

Werden Lebensmittel nach dem Motto „Klasse statt Masse" produziert, kosten sie zwar mehr Geld, doch für die Gesellschaft bedeutet das den Gewinn einer sauberen Umwelt, mehr Lebensmittelqualität, mehr Arbeitsplätze – und damit Lebensmittel, die ihren Preis wert sind.

Realistische Kostenrechnung

Wie teuer wären tierische Produkte, wenn sämtliche Kosten, die ihre Herstellung verursacht, umgelegt würden?

Mit jedem Lebensmittel, das ein Bauer produziert, sind automatisch Umweltbelastungen verbunden, insbesondere bei tierischen Produkten. Wie teuer es ist, diese Umweltbelastungen wieder aufzufangen, und in welchem Verhältnis diese Kosten zu den Verkaufspreisen der Lebensmittel stehen, haben Wissenschaftler der Universität Augsburg untersucht. In der Studie „How much is the dish – was kosten uns Lebensmittel wirklich?" wurden drei verschiedene Belastungen mit einbezogen: Stickstoffeintrag, Klimagase, Energieerzeugung.

Die Wissenschaftler fanden heraus, dass die Erzeugerpreise bei konventionell hergestellten Produkten tierischen Ursprungs etwa das Dreifache betragen müssten! Bei Milchprodukten müssten die Preise um 96 % höher sein, bei pflanzlichen um 28 %. Sogar bei Bioprodukten müssten die Preise höher sein: 82 % bei tierischen und nur 6 % bei pflanzlichen. Dass die Bioprodukte besser abschnitten als die konventionellen liegt vor allem daran, dass die Biotiere weniger industriell produziertes Kraftfutter erhalten. Die Pflanzen bekommen keinen mineralischen Stickstoffdünger, sodass hier weniger Folgekosten entstehen. Man denke nur an die Entfernung von Nitrat aus dem Trinkwasser.

Im Folgenden schauen wir uns genauer an, warum konventionelle Lebensmittel so viel billiger sein können als Bioprodukte.

Warum konventionelle Produkte so günstig sind

Die Hersteller bedienen sich zahlreicher Tricks, um Lebensmittel möglichst günstig herzustellen. Da wird mit Wasser gestreckt, und der Einsatz von künstlichen Aromastoffen spart teure Rohware. All dies ist nicht verboten und gesetzlich streng geregelt. Wie es sich auf die Qualität der Lebensmittel auswirkt, ist eine andere Frage.

Aus Wasser wird Schinken

Nichts bringt mehr Rendite, als Wasser in Form von Lebensmitteln zu verkaufen. Aber wie ist das möglich? Wie lässt sich Wasser in Lebensmittel verwandeln?

Hierbei helfen vor allem diverse Zusatzstoffe. Gelier-, Verdickungs- und Feuchthaltemittel (E400–418) binden zuverlässig Flüssigkeiten in Lebensmitteln. Sie verdicken bzw. verfestigen sie, halten sie feucht, beeinflussen das Schmelzverhalten (z. B. im Speiseeis) oder das Kaugefühl (z. B. in Süßigkeiten). Einige Wurstsorten, die mithilfe von preisgünstigem Fett und Schwarten – ganz legal nach klassischen Wurstrezepturen – hergestellt werden, enthalten auch „schnittfest" gemachtes Wasser.

Emulgatoren verbinden Stoffe, die sich sonst nicht miteinander mischen würden, wie Fett und Wasser. Das ist besonders nützlich in Lightprodukten, in denen ein Teil des Fettes durch Wasser ersetzt wird.

> Einige Hersteller haben die Kunst, Wasser in Fleisch und andere Lebensmittel zu verwandeln, perfektioniert.

Bei der Herstellung von Wurst wird das Fleisch mit Gewürzen vermischt, und es werden diverse Zusatzstoffe zugesetzt, darunter Phosphat, das dabei hilft, Wasser zu binden.

Einem Kochschinken werden zum Beispiel 20 % Fremdwasser zugesetzt. Es wird von skrupellosen Geschäftemachern gemeinsam mit aufgekochter Gelatine, die das Wasser bindet, in den Schinken gespritzt. Damit sich das Ganze gleichmäßig verteilt, wird er in einer Trommel geschleudert. Auch von Hähnchenbrustfilets kennt man dieses Verfahren.

Gelatine ist auch in Milchprodukten vertreten. Wenn Sie in der Zutatenliste eines Magerjoghurts „Wasser", „Gelatine" und „Stärke" lesen, bedeutet das schlichtweg, dass der Joghurt zum Teil durch Wasser ersetzt wurde – und damit das Ganze noch ein bisschen geleeartig ist und nicht gleich wie Wasser aus dem Becher läuft, wurde die Wassermischung mit Gelatine „stabilisiert". Sie bezahlen also für Wasser, dem so viel Joghurt beigemischt wurde, dass er gerade noch nach Joghurt aussieht. Auch die Stärke sorgt dafür, dass das „Milchprodukt" nicht „davonläuft".

Gelatine ist sowieso sehr vielseitig einsetzbar. In Form von Pulver findet sie sich in zahlreichen Produkten. Sie ist nicht zu sehen, nicht zu schmecken und besitzt doch einzigartige Eigenschaften, denn sie schmilzt bei Körpertemperatur und setzt dabei das Aroma der Speisen frei. Entsprechend findet man den magischen Leim nicht nur in Gummibärchen, auch in anderen Süßwaren wie Lakritz, Marshmallows, Mäusespeck, Schokoküssen, Desserts und Quarkspeisen sorgt Gelatine für den entsprechenden Biss. Wackelpudding wackelt erst richtig mit Gelatine.

Besonders vorteilhaft für den Geldbeutel des Herstellers wirkt sich die Beigabe von Gelatine in Lightprodukten aus. Dank des Klebestoffs wird der Zucker- oder Fettanteil reduziert, ohne dass Form, Geschmack und Beschaffenheit darunter leiden. Auf diese Weise wird ein fettes Salatdressing schnell zum Schlankmacher: Ein Teil des Fetts wird durch Wasser ersetzt. Damit sich das Dressing nicht verändert und ebenso zähflüssig aus der Verpackung fließt, gibt man Gelatine hinzu.

Getränke

Vielleicht kennen Sie das: Sie möchten etwas Leckeres zu trinken kaufen und stehen ratlos vor dem Getränkeregal im Supermarkt. Dort finden Sie eine große Auswahl an Fruchtsaft, Fruchtnektar, Fruchtsaftgetränk und Limonade – was ist denn nun am besten? Die Antwort ist eindeutig: Nur Fruchtsaft darf nicht mit Wasser verdünnt werden. Der Fruchtgehalt muss 100 % betragen.

Hingegen besteht Fruchtnektar je nach Fruchtart nur zu 25–50 % aus Fruchtsaft oder Fruchtmark, der Rest: Zuckerwasser. Fruchtsaftgetränke aus Kernobst- oder Traubensaft enthalten 30 % Saft aus Beeren oder Obst, ein Orangenfruchtsaftgetränk enthält nur 6 % Saft. Limonade kann ganz ohne Frucht auskommen. Hier wird mit künstlichen Aromastoffen, Säuren und Zucker nachgeholfen. Nicht umsonst gehören Fruchtsaftgetränke und Limonade zu den Erfrischungsgetränken.

Vorsicht: Spricht die Werbung von „Saft", ist damit nicht unbedingt Fruchtsaft gemeint. Hinter dem Begriff kann sich auch Fruchtnektar oder Fruchtsaftgetränk verbergen.

Künstliche Aromen

Nicht nur mit Wasser wird getrickst, um ein Lebensmittel billiger zu machen. Auch Aromastoffe sind eine sehr gute Möglichkeit. Damit lässt sich sogar mangelnde Qualität wettmachen.

Mit künstlichen Fruchtaromen lassen sich auf vielerlei Weise teure Rohwaren einsparen. Ein Beispiel aus der Praxis: Eine Firma stellte ihr Eis auf Bio um, indem sie kurzerhand alle konventionellen Inhaltsstoffe (sofern erlaubt) durch Bioprodukte ersetzte. Dabei hatte der Hersteller jedoch nicht bedacht, dass es nicht genügt, die herkömmlichen Zutaten einfach durch Bio-varianten auszutauschen. Für konventionelle Waren sind viele Zusatzstoffe erlaubt, die bei Bioprodukten nicht verwendet werden dürfen, hier bringen natürliche Rohstoffe den Geschmack, im Fall von Eis Obst oder Früchte. Es muss also die gesamte Zutatenliste geändert werden.

Das Ergebnis war vorhersehbar: Das Bioeis des besagten Herstellers schmeckte nach nichts. Es fehlten die künstlichen Aromastoffe, die bei der herkömmlichen Produktion dafür gesorgt hatten, dass der Geschmack der verwendeten Früchte intensiviert wurde. Wer Bioeis herstellt, muss also deutlich mehr Früchte verwenden, damit das Erdbeereis nach Erdbeeren schmeckt, als ein konventioneller Eisproduzent.

> Chemie ist einfacher einzusetzen, hält länger und ist billiger – die Produkte schmecken oft aber einfach nicht.

Generell ist Vorsicht angebracht, wenn der Begriff „Aroma" im Zutatenverzeichnis auftaucht. Zum einen handelt es sich um künstliche Aromastoffe, denn natürliche sind weitaus teurer – nicht nur deshalb würde der Produzent auf die natürliche Quelle hinweisen. Zum anderen stellt sich die Frage, ob hier Zutaten vorgetäuscht werden sollen. Nicht umsonst versucht man in Bio-Lebensmitteln gänzlich auf Aromastoffe zu verzichten. Demeter hatte sich als erster Bioverband das Ziel gesetzt, sogar natürliche Aromen zu vermeiden.

Das gilt natürlich nicht nur für süße Produkte, sondern auch für pikante, wie Fertiggerichte, Chips oder Würzsaucen. Hier werden ebenfalls künstliche Aromastoffe und auch Geschmacksverstärker eingesetzt, um mehr Geschmack zu erreichen.

Tarnen und täuschen

Nicht zuletzt gibt es immer wieder Berichte darüber, dass Hersteller bewusst versuchen, die Verbraucher zu täuschen, indem sie Regeln umgehen. Die ehrlichen und anständigen Hersteller leiden darunter. Oft scheitern sie auch noch daran, dass sie ihre guten Zusatzstoffe nicht entsprechend deklarieren dürfen.

Neben einem hohen Wasseranteil in Lebensmitteln wird zum Beispiel in Fertigkuchen und -gebäck Butter durch billiges pflanzliches Backfett ersetzt. Zudem stumpft die massive Zugabe an künstlichen Aromastoffen und Geschmacksverstärkern unseren Geschmackssinn derart ab, dass wir zum Beispiel den Geschmack von schlichtem Quark mit frischen Früchten als langweilig oder fade empfinden.

Aus den Nachrichten wissen wir auch, dass das Alter von Lebensmitteln oft genug manipuliert wird – ein neues Etikett wird auf die Verpackung geklebt und fertig. Oder das Fleisch wird kräftig gewürzt, mariniert und als Grillfleisch angeboten. Das Rotlicht mancher Fleischtheken bietet hier ungeahnte Möglichkeiten ...

Bio – mehr fürs Geld

Nun wissen Sie, warum konventionelle Produkte so billig sein können. Doch warum habe ich das so ausführlich beschrieben? Abgesehen von bewusster Täuschung ist es nicht verboten, der Wurst mit Wasser mehr Volumen zu geben, mit Gelatine die Konsistenz des Joghurts zu verbessern oder mit künstlichen

Aromen und Geschmacksverstärkern dem Eis oder der Suppe mehr Geschmack zu verleihen. Die Lebensmittelgesetze in Deutschland sind streng, die Hersteller werden regelmäßig kontrolliert. All diese Praktiken schaden also nicht zwingend unserer Gesundheit – aber unserer Haushaltskasse.

> Bio-Lebensmittel mögen teurer sein als konventionelle. Doch wenn wir Bio kaufen, bekommen wir mehr für unser Geld.

Wenn wir also genau hinschauen, sind Bio-Lebensmittel zwar teurer, aber in den meisten Fällen bekommen wir mehr für unser Geld – mehr echte Lebensmittel, nicht nur Zusatzstoffe.

Wann ist Bio wirklich wichtig?

In diesem Buch wurde bereits erläutert, warum es sinnvoll ist, grundsätzlich Bio-Lebensmittel zu kaufen – unter anderem, weil sie einfach gesünder sind. Dennoch: Nicht immer bekommt man das gewünschte Lebensmittel in Bioqualität, und manche Produkte sind auch derart teuer, dass man doch wieder zu konventioneller Ware greift. Dagegen ist nichts einzuwenden, aber auch hier gilt es aufmerksam zu sein und nicht wahllos zu entscheiden. Auf den folgenden Seiten erfahren Sie, was Sie beim Einkauf der verschiedenen Produkte beachten sollten.

Fleisch

Fleisch – kein Lebensmittel ist so oft im Gespräch. Rinderwahnsinn (BSE), Dioxine, Nitrofen, Antibiotika, Hormone, Geflügelpest, die Maul- und Klauenseuche, Gammelfleisch und der prekäre Zustand in den Schlachthöfen sorgten dafür, dass die Thematik ständig aktuell bleibt.

Es ist natürlich schön, wenn Sie einen Bauern in der Nähe haben, der seine Tiere auf der Weide hält, wann immer es das Wetter erlaubt, und dessen Tiere Gras oder anderes Futter bekommen, das über jeden Zweifel erhaben ist. Sollte dieser Bauer auch noch auf Tiermehl verzichten, so können Sie bei ihm getrost Fleisch und Milch etc. kaufen.

Wenn Sie im Supermarkt vor dem riesigen Angebot an Fleisch stehen, von dem Sie weder die Herkunft noch die Fütterung kennen – dann gehen Sie mit Biofleisch auf Nummer sicher. Biofleisch ist nicht nur lecker, es ist auch gesund und eine verantwortungsbewusste Alternative. Seine Vorteile sind in erster Linie ein geringeres Schadstoffrisiko (z. B. Antibiotika) und artgerechte Tierhaltung. Hier ist die Entscheidung ganz klar: Kaufen Sie lieber weniger Fleisch und dafür hervorragende Bioqualität.

> Biofleisch ist die gesündeste Art, Fleisch zu genießen!

Auch bei Wurst: besser keine Kompromisse Schon Bismarck sagte, es gäbe zwei Dinge, von denen man besser nicht erfahren sollte, wie sie gemacht würden: Gesetze und Würste. Bei der Wurstherstellung werden dem Fleisch neben Gewürzen oft noch Antioxidantien für die Haltbarkeit sowie andere Zusatzstoffe wie zum Beispiel Phosphat und im besten Fall einfach nur Wasser zugesetzt. Bei Untersuchungen fand man zum Beispiel in Geflügelwurst viele Bestandteile, die man nicht darin vermuten würde: Schweine- und Rindfleisch, Innereien vom Rind, Verdickungsmittel, Farbstoffe, Stabilisatoren, Milcheiweiß, Konservierungsstoffe, Geschmacksverstärker, Säuerungsmittel und vieles andere.

Die Industrie offeriert dem Metzger dann noch Mittel, die dafür sorgen, dass seine Wurst in der Theke frisch bleibt und die Farbe behält. Daher gilt: Am besten Sie kaufen Bio-Wurst ohne Nitritpökelsalz.

Fisch

Bei Fisch liegen die Dinge nicht ganz so einfach. Denn es gibt zwar Biofisch, der stammt jedoch aus Aquakultur. Wildfänge können nicht biozertifiziert werden. Aber es gibt Nachhaltigkeitszertifizierungen für Fisch: die ASC- und MSC-Zertifizierung.

MSC-Siegel Bei wild lebendem Fisch bzw. Meeresfisch oder -früchten achten Sie beim Kauf am besten auf das MSC-Siegel (MSC = Marine Stewardship Council). Die Fangmengen der Fischereien, deren Produkte dieses tragen, dürfen nur so hoch sein, dass die Fortpflanzung der Arten nicht beeinträchtigt wird und das Ökosystem erhalten bleibt. Der MSC-Standard ist international anerkannt und fordert die Einhaltung vieler Umweltschutzkriterien, die schließlich uns selbst am meisten nutzen. Fragen Sie in Ihrem Supermarkt oder bei Ihrem Fischhändler nach, ob er MSC-Fisch führt.

Mehr über MSC-Fisch erfahren Sie im Internet unter folgenden Links: de.msc.org oder: www.wwf.de/fisch.

Das MSC-Siegel

ASC-Siegel Für die Aquakultur gibt es das ASC-Siegel. ASC steht für Aquaculture Stewardship Council. Gemeinsam mit dem WWF stellten sie Richtlinien für eine nachhaltige Aquakultur auf. Diese ASC-Standards betreffen die Bewahrung der natürlichen Umwelt und der Biodiversität sowie den Schutz von Wasser und Gewässern, aber auch den Schutz der Artenvielfalt und der Wildbestände, Tiergesundheit und den verantwortungsvollen Umgang mit Tierfutter und anderen Ressourcen. Das ASC-Siegel steht für nachhaltige Aquakultur.

> Bei Fisch gilt: Nachhaltigkeit ist wichtiger als Bio.

Seit 2009 können sich ökologische Aquakulturbetriebe zertifizieren lassen und ihre Produkte entsprechend gekennzeichnet verkaufen. Das Angebot an diesen Fischen ist groß. Biofische aus der Teichwirtschaft sind zum Beispiel: Forelle, Karpfen, Saibling, Tilapia und Pangasius; aus Meereskultur bekommt man Dorade, Wolfsbarsch, Lachs und Garnelen. Im Naturkostfachhandel wird bevorzugt Tiefkühlware angeboten.

Es gibt im Übrigen noch Teichwirte, vor allem kleinere Betriebe, die ihre Tiere nicht mit Mastfutter großziehen, sondern deren Fische sich von im Wasser enthaltenen Pflanzen und Tieren

(Schnecken, Larven, Plankton) ernähren. Ein Gespräch mit einem vertrauenswürdigen Fischhändler bringt Klarheit über die Aufzuchtbedingungen.

Eier

Um Eier zum kleinen Preis anbieten zu können, werden viele Hühner auf engstem Raum in Käfigen zusammengepfercht und mit Billigstfutter ernährt. In dieser „Nahrung" finden die krankheitsanfälligen Tiere dann zum Beispiel vermahlene Fischabfälle (das Ei schmeckt dann mehr oder weniger nach Fisch), Walfleischmehl, Pestizide, Kadmium, Blei und Quecksilber sowie Anti-Parasiten-Mittel, Kadavermehl, leistungsfördernde oder chemische Zusätze und Geschmacksstoffe. Diese Substanzen findet man dann auch als Rückstände im Ei. Außerdem darf dem Futter bis zu einem gewissen Prozentsatz der Kot der Tiere, getrocknet und zermahlen, wieder zugesetzt werden. Auf diese Weise zirkulieren die gefütterten Schadstoffe mehrfach durchs Huhn und haben reichlich Gelegenheit, sich abzulagern. Bei Eiern aus Bodenhaltung sieht es nicht viel besser aus. Vor allem bedeutet das nicht „Freilandhaltung" und auch nicht den Verzicht auf Medikamente, die hier zum Teil sogar in höherer Menge und über einen längeren Zeitraum verabreicht werden müssen als bei Käfighaltung.

Bio-Hühner erhalten dagegen nur pflanzliches Biofutter – zum Großteil vom Hof, auf dem sie leben. Benötigt man zusätzliches Futter, muss es Biofutter sein. Futterzusätze wie Antibiotika oder Anti-Parasiten-Mittel sind nicht zugelassen.

Die Eier von Bio-Hühnern haben erwiesenermaßen einen höheren Gehalt an Lecithin und Karotinoiden. Dies führt man auf das Futter zurück und darauf, dass die Hühner freien Auslauf haben und die Sonne genießen können.

> Bio-Eier enthalten keine Schadstoffe und mehr gesundheitsfördernde Substanzen als Eier aus konventioneller Haltung.

Bio-Eier stammen von Hühnern, die artgerecht gehalten werden. Die Tiere haben mehr Platz als in der konventionellen Freilandhaltung. Dass es sich wirklich um Bio-Eier handelt, erkennen Sie an dem Stempel, der sich auf jedem Ei befindet.

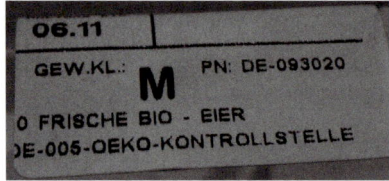 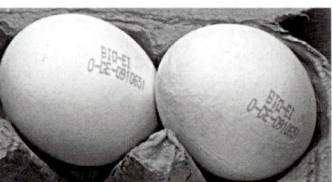

Die Ziffer 0 im Stempel zeigt: Es ist ein Bio-Ei – und die Nummer der Kontrollstelle beweist es zusätzlich.

Milch und ihre Produkte

Schadstoffe in Milch? Biobauern dürfen soweit irgend möglich nur hofeigenes Futter verwenden. Der Kraftfutterzusatz ist geringer als in der konventionellen Haltung. Auf dem Speisezettel der Kühe stehen Gras und Heu, Getreideschrot, Kartoffeln, Möhren sowie Rote Bete.

Biobauern dürfen weder Pestizide noch Kunstdünger verwenden, das bedeutet, dass Sie mit dem Kauf von 1 Liter Biomilch anstatt konventionell hergestellter Milch rund 11 000 Liter Trinkwasser sauber halten. Das ist doch ein gutes Argument, nicht zu konventioneller Milch zu greifen! Weidehaltung erhöht zusätzlich gesundheitsfördernde Substanzen in der Milch und in den Produkten, die daraus hergestellt werden.

Biomilch ist unbelastet und gesund.

Joghurt Zwar darf Joghurt selbst keine Konservierungsstoffe enthalten, für die darin enthaltenen Fruchtzubereitungen gilt das jedoch nicht. Auch sind manche zugesetzten Süßstoffe gesundheitlich bedenklich. Schauen Sie sich daher die Zusatzstoffe an, wenn Sie Joghurt kaufen, insbesondere bei Fruchtjoghurt. Was auf der Zutatenliste nicht immer steht, aber für Menschen, die keine Laktose vertragen, wichtig ist: Vielen Milchprodukten, also auch Naturjoghurt, wird für eine bessere Konsistenz Milchpulver zugesetzt. Da es als Milchbestandteil gilt, muss es auf der Zutatenliste nicht aufgeführt werden.

In Bio-Joghurt gibt es insgesamt mehr Nähr- und weniger Schadstoffe als in konventionell erzeugtem Joghurt. Allerdings kann auch hier Milchzucker enthalten sein. Im Zweifel fragen Sie beim Hersteller nach.

Am besten essen Sie Bio-Naturjoghurt und fügen selbst die Früchte hinzu.

Alles Käse oder was? Handelt es sich nicht um Käse, der mittels Milchsäurebakterien hergestellt wird, wird zur Dicklegung der Milch-Lab verwendet, das ist ein Enzym aus Kälber- oder

Schafsmagen und wird heutzutage meist gentechnisch hergestellt. Dieses Gerinnungsenzym heißt Chymosin und seine Verwendung muss nicht gekennzeichnet werden. In Biokäse ist es nicht erlaubt.

Die entstehende Käsemasse wird mit Salzen behandelt. Bei Biokäse verwendet man dabei das unbedenkliche Magnesium- oder Kalziumkarbonat. Im Unterschied zu manchem konventionellen Käse werden bei Biokäse keine Rieselhilfsstoffe untergemischt, die das Verklumpen des Salzes verhindern. Auch Kasein wird nicht beigemengt. Es soll in konventionellem Käse die Trockenmasse steigern, dadurch leiden jedoch Geschmack und Qualität.

Schmelzkäse wird aus Schnitt- oder Hartkäse hergestellt, der unter Zusatz von Schmelzsalzen aufgeschmolzen wird. Dabei handelt es sich bei konventionellem Käse oft um Polyphosphate. Bei Bio-Schmelzkäse wird stattdessen zum Beispiel das unbedenklichere Natriumcitrat verwendet.

Erlaubt ist bei konventionellem Hart- und (halb-)festen Schnittkäsen mit geschlossener Rinde oder Haut auch die Verwendung von Natamycin. Es wird zur Vermeidung von Schimmel auf die Oberfläche aufgetragen. Die Chemikalie wird auch als Arzneimittel (z. B. gegen Pilzinfektionen der Haut) eingesetzt. Nimmt man das Mittel zu häufig mit der Nahrung auf, kann man nicht ausschließen, dass es im Krankheitsfall seinen therapeutischen Wert als Arznei verliert. Sie erkennen die so behandelten

Biokäse können Sie bedenkenlos mit der Rinde essen.

Käse (auch in der Käsetheke) durch die Angabe „mit Konservierungsstoff" oder „konserviert", da die Verwendung dieser Substanz deklarationspflichtig ist.

Auch Nisin (Nisol), ein künstlicher Konservierungsstoff mit antibiotischer Wirkung, darf konventionell gereiftem Käse, Mascarpone sowie Schmelzkäse zugesetzt werden. Für Biokäse ist die Substanz tabu. Konventioneller Schnittkäse (z. B. Gouda, Edamer, Tilsiter) darf zudem Nitrat enthalten.

Bei der Herstellung von Biokäse dürfen weder Natamycin noch andere Chemikalien verwendet werden, ebenso erlaubt die Bioverordnung für Käse kein Nitrat.

Pflanzendrinks

Immer mehr Menschen verzichten auf Kuhmilch. Sie greifen lieber zu Pflanzendrinks aus Soja, Reis, Hafer, Haselnüssen, Mandeln oder Kokos bis hin zu Hanf oder Erdmandeln und bereichern damit ihren flüssigen Speiseplan. Der Absatz der Pflanzendrinks steigt, während der von Kuhmilch sinkt. Dabei ist Haferdrink am beliebtesten. Das freut die Bauern, denn Hafer bedeutet eine geringe Anbaufläche bei hohem Ernteertrag. Zudem verursacht ein Liter Haferdrink nur ein Drittel so viele klimaschädliche Gase wie ein Liter Kuhmilch. Für Kaffeeliebhaber ist erfreulich, dass einige neue Bio-Haferdrinks einen stabilen Schaum ergeben, der obendrein nicht ausflockt. Das ermöglichen Erbseneiweiß und Agavenfasern.

Es gibt sogar einen ungesüßten Haferdrink in Glasmehrwegflaschen.

Die Zutaten für Bio-Pflanzendrinks stammen meistens aus Europa: Sie wachsen in Frankreich, Italien und Österreich. Hafer und Dinkel stammen aus Deutschland.

Weitere Vorteile der Biodrinks sind, dass zu ihrer Herstellung weder chemische Lösungsmittel zum Entfetten oder Phosphate noch künstliche Aromen verwendet werden.

Das Kalzium, das in Kuhmilch automatisch enthalten ist, muss den Pflanzendrinks allerdings zugesetzt werden. In der Regel wird Kalzium aus einer Alge beigefügt.

Für Kokosnuss gibt es eine gesetzliche Besonderheit: Im Unterschied zu den anderen Pflanzendrinks darf sie als „Milch" bezeichnet werden. Neuerdings können Sie sogar mit Kokosmilchpulver aus reiner Kokosnuss selbst Kokosmilch herstellen.

Milchfreier Joghurt Auch milchfreie Alternativen zu Joghurts gibt es inzwischen in großer Auswahl, davon viele in Bioqualität. Hier werden die entsprechenden Pflanzendrinks wie bei der Herstellung von klassischem Joghurt mit speziellen Milchsäurekulturen fermentiert. Dadurch erhält man löffelfeste Frischeprodukte. Es gibt sie auf der Basis von Kokos, Hafer, Cashewnüssen oder Hanf.

> Sahne-Alternativen – meist als „cuisine" bezeichnet – werden ebenfalls auf Basis von Soja, Reis, Hafer oder Dinkel hergestellt.

Streichfette und Öle

Butter Bei der Herstellung von Butter dürfen industriell gewonnenen Milchsäurekonzentrate und Aromastoffe nachträglich zugesetzt werden. Hier sind die Vorschriften für Bio-Butter strenger: Nur die traditionelle Säuerung mit Bakterienkulturen ist erlaubt.

Auch Zusatzstoffe wie der Farbstoff Betacarotin (zur Gelbfärbung) und Salz sind bei Bio-Butter verboten. Beides ist auch nicht notwendig.

Margarine Durch das industrielle Verfahren, wodurch die Pflanzenöle chemisch gehärtet werden, entstehen die sogenannten Transfettsäuren. Sie sollen das Risiko für Herz-Kreislauf-Erkrankungen erhöhen und die Entstehung von Morbus Crohn (chronisch-entzündliche Darmerkrankung) begünstigen. Ungeborene können durch diese Fettsäuren geschädigt werden. Die Industrie bemüht sich, die Konzentration von Transfettsäuren im fertigen Produkt auf ein Minimum zu begrenzen. In Margarine steckt zwischen 0,3 und 10 %. Die Angabe „teilweise gehärtete Fette" in Zutatenlisten weist indirekt auf das Vorhandensein von Transfettsäuren hin.

Bio-Margarine ist genauso gut wie Bio-Butter.

Bio-Margarine wird vorwiegend durch Zugabe von Kokos- und Palmfett in eine streichfähige Form gebracht. Dann werden kaltgepresste native Öle zugegeben. Konservierungsstoffe, künstliche Vitamine oder Farbstoffe kommen nicht hinein. Das chemische Verfahren der Fetthärtung ist verboten.

Speiseöl In konventionellen Produkten kann das Speiseöl mit Lösungsmitteln aus der Frucht gezogen werden. Um das Mittel wieder zu entfernen, wird das Gemisch auf bis zu 140 °C erhitzt. Nicht nur weil das Öl dann einen etwas penetranten Geschmack aufweist, wird es anschließend in mehreren Raffinationsstufen chemisch entschleimt, entsäuert, entfärbt und desodoriert. Werden die Lösungsmittel nicht vollständig entfernt, kann das Lebensmittel ungenießbar sein. Wer derart behandeltes Öl nicht will, muss – auch bei kaltgepressten Ölen – auf die Bezeichnung „nicht raffiniert" achten. Speiseöl in Bioqualität wird nur schonend gepresst oder zentrifugiert.

Olivenöl Auch im Olivenhain wird gespritzt, vor allem gegen die Olivenfliege. Bio-Oliven dürfen nicht mit Pestiziden behandelt werden. Da Pestizide in der Regel fettlöslich sind, sollten Sie bei Öl, das für Salate etc. eingesetzt wird, besser keine Kompromisse eingehen. Schauen Sie eventuell auf die aktuellen Testergebnisse der Stiftung Warentest oder von Ökotest. Dort werden immer wieder Olivenöle untersucht und bewertet.

Fett zum Erhitzen Auch für Fette, die stark erhitzt werden sollen, gibt es zu den herkömmlichen gute Alternativen in Bioqualität, ob Bio-Butterschmalz oder Bio-Bratöl. Bio-Bratöl enthält das Öl einer speziell gezüchteten Sonnenblumensorte, die im Unterschied zur ursprünglichen Pflanze mehr Ölsäure enthält. Diese Säure gilt als relativ hitzestabil und als gesundheitlich vorteilhaft.

Obst und Gemüse

Bei konventionellem Obst und Gemüse gilt in der Regel: Ein Schadstoff kommt selten allein. Bei dünnen Schalen besteht immer die Unsicherheit: Sind die verwendeten Pestizide in die Frucht eingedrungen? In welchem Ausmaß? Kam noch Kunstdünger hinzu? Natürlich können wir das Obst schälen, aber da sich unter den Schalen oft die wertvollsten Inhaltsstoffe befinden, ist das nicht die ideale Lösung. Bei Früchten mit dicken Schalen, wie Bananen oder Orangen, ist es unwahrscheinlich, dass so hohe Konzentrationen an Pestiziden verwendet wurden, dass diese durch die Schale hindurchdringen. Hier können allenfalls beim Schälen die Schadstoffe auf die Haut gelangen.

Proben von konventionellem Gemüse und Salat wurden und werden von Greenpeace, Ökotest und Stiftung Warentest immer wieder

Obst und Gemüse aus Bioanbau ist in der Regel frei von Schadstoffen.

untersucht – die Ergebnisse: nur ausnahmsweise ohne Rückstände, oft genug wird sogar ein Pestizidcocktail gefunden.

Wenn Sie die Möglichkeiten haben, ist es bei Kartoffeln, Lagerobst und -gemüse sinnvoll, sie entsprechend der Saison zu kaufen und größere Mengen im kühlen (!) Keller einzulagern.

Und wenn Sie gerade keine Bioware bekommen: Regionales Obst und Gemüse der Saison ist in der Regel weniger belastet. Diese Produkte zu finden, wird erleichtert durch ein Kennzeichnungsgesetz, das seit Januar 2008 in Kraft ist. Demnach muss bei allen Obst- und Gemüsesorten das Ursprungsland angegeben werden. Leider ist nicht genauer festgelegt, wie das aussehen soll. Auch hat man Schlupflöcher zugelassen: Bei Bananen und Kartoffeln muss das Herkunftsland nicht angegeben werden.

Was heißt das für Ihren Einkauf? Obst und Gemüse mit essbarer Schale, also Möhren, Paprika, Äpfel, Aprikosen, Pfirsiche, Beeren, kaufen Sie kompromisslos in Bioqualität. Bei Früchten mit dicker Schale, die üblicherweise entfernt wird, zum Beispiel Orangen oder Bananen, können Sie auch mal auf konventionelle Ware zurückgreifen.

Getreideprodukte

Im konventionellen Getreideanbau werden Getreideschädlinge mit – nicht immer gesundheitsfreundlichen – Begasungsmitteln vergiftet. Getreide aus dem ökologischen Anbau wird statt mit Chemie mit Kohlendioxid und Stickstoff behandelt – also natürlichen Bestandteilen der Luft. Daher sind Getreideprodukte aus ökologischem Anbau grundsätzlich vorzuziehen.

Brot Seitdem Brot zur Industrieware geworden ist, besteht es nicht mehr nur aus Mehl, Wasser, Salz und Triebmittel (Backpulver, Hefe, Sauerteig). Man will einen maschinenfreundlichen Teig. Dazu sind zum Beispiel Emulgatoren und Cystein (ein Eiweißbaustein) nötig. Außerdem hilft man sich zum Beispiel mit künstlichem Vitamin C (fast ausschließlich gentechnisch hergestellt), Farbstoffen, Enzymen, Aromen, künstlichen Teigsäuerungsmitteln, Sojamehl und vielem anderen. Über 150 Zusatzstoffe sind erlaubt. Diese sind zum Beispiel in den „Backhilfen" zu finden, die die konventionellen Bäcker – auch die kleinen selbstständigen – fertig gemixt von der Industrie bekommen. Ungefähr 75 % der Bäcker verwenden diese Hilfsmittel, oft ohne zu wissen, was alles drin ist. Sie erleichtern die Arbeit, sorgen für gleichbleibende Qualität und reduzieren den Zeitaufwand. Doch sie sind nicht unbedingt gesund. So fanden Ärzte zum Beispiel heraus, dass vor allem die Backzusätze für das „Bäckerasthma" verantwortlich sind.

Abgepacktes Brot muss über die Zutatenliste Auskunft über die Inhaltsstoffe (zumindest teilweise, Enzyme zum Beispiel müssen nicht aufgeführt werden) geben. Bei unverpackter Ware sind diese Angaben keine Pflicht und oft genug weiß das Verkaufspersonal nicht, was in dem Brot enthalten ist. In verbraucher-freundlichen Bäckereien gibt es genaue Informationen zu den Zusatzstoffen.

Für Bio-Bäcker ist es Ehrensache, auf Fertigmischungen zu verzichten. Nur wenige Zusatzstoffe sind erlaubt und diese werden deklariert. Chemisch-synthetische Pestizide, Kunstdünger und Gentechnik ist für Bio-Getreide tabu – sowohl jetzt als auch in der Zukunft.

Müsli Konventionell hergestelltes Müsli bedeutet oft: viel Zucker, stark verarbeitetes Getreide mit wenig der ursprünglichen Ballaststoffe. Sie sind eher eine Süßigkeit als ein wertvolles Frühstück. Die Zutaten stammen aus konventionellem Anbau – vom Getreide über die Nüsse bis zu den Früchten. Die Früchte sind oft geschwefelt und möglicherweise mit Methylbromid begast. Auch künstliche Aromen, wie Vanillin, sind häufig darin zu finden.

> Fertiges Biomüsli hat den Anspruch, vollwertig zu sein. Ansonsten gilt: Idealerweise stellen Sie Ihr Müsli selbst aus Biozutaten zusammen.

Dabei geht es auch anders: Das Angebot an Müsli-Fertigmischungen oder Basismüsli in Bioqualität ist groß. Die Zutaten dafür stammen aus ökologischem Anbau und die Liste der Zusatzstoffe ist begrenzt.

Reis Reis ist oft mit Schwermetallen belastet, vor allem mit Kadmium. Das gesundheitsschädliche Metall gelangt vermutlich über belastetes Flusswasser, mit dem viele Reisbauern ihre Felder fluten, in die Körner. Dagegen können einige Biobauern auf sauberes Quellwasser zurückgreifen. Schlimmer sind jedoch die Pestizide, denn der konventionelle Reisanbau ist pestizidintensiv, und es werden viele Wirkstoffe, über die in Deutschland kaum Kenntnisse vorliegen, in hohen Dosierungen eingesetzt.

Naturreis weist wesentlich mehr Mineral- und Ballaststoffe auf als polierter Reis. Jedoch finden sich gerade in der ballaststoffreichen Hülle je nach Anbaugebiet und Wasserqualität auch Pestizide und Schwermetalle. Deshalb sollten Sie insbesondere Naturreis nur in Bioqualität genießen.

Insbesondere bei Naturreis sollten Sie zu Bioprodukten greifen.

Nudeln In den Nudeln selbst sollte es eigentlich keine Schadstoffe geben, zumindest wurden in einer Untersuchung von Spaghetti weder Kadmium noch andere unerwünschte Inhaltsstoffe gefunden. Ausnahmen sind Schimmelpilzgifte, die durch falsche Lagerung des Getreides in die Nudeln gelangen können.

Wenn statt Frischei Eipulver zur Herstellung der Nudeln verwendet wird, kann Oxycholesterin entstehen, ein Oxidationsprodukt (das heißt: Sauerstoff hat sich angelagert), das einige Wissenschaftler für die Hauptursache der Arteriosklerose halten.

Insbesondere bei Eiernudeln sollten Sie lieber zu Bioprodukten greifen.

Bei Bionudeln sind für die Lagerung keine Pestizide erlaubt. Auch Eipulver und Eier aus Massentierhaltung finden keine Verwendung. Zudem stammt das verwendete Getreide aus Bioanbau.

Pseudogetreide

Pseudogetreide wie beispielsweise Quinoa, Buchweizen und Amarant stammen nicht wie echtes Getreide aus der Familie der Süßgräser, sondern sie gehören zu verschiedenen Pflanzenfamilien. Ihre Vorteile: Sie enthalten kein Gluten und viele Nährstoffe in höheren Konzentrationen als zum Beispiel Weizen und lassen sich ähnlich verarbeiten wie echtes Getreide. Die Bio-Branche hat hier viel zu bieten, in der Regel mit wenig bis gar keinen Zusatzstoffen: Es gibt geschrotete, gemahlene, aber auch gepuffte oder gekeimte Körner.

Quinoa und Amarant stammen ursprünglich aus den südamerikanischen Anden und werden auch als Superfood gehandelt. Weiße Quinoa ist am weitesten verbreitet, es gibt aber auch rote und schwarze Sorten. Amarant ist ein sogenanntes Fuchsschwanzgewächs. Es liefert wie Quinoa zum Beispiel lebenswichtige Eiweißbausteine.

Der kälteempfindliche Buchweizen wird weltweit angebaut, insbesondere in den gemäßigten nördlichen Breitengraden. Er enthält mehr Magnesium sowie Kalium und sekundäre Pflanzenstoffe als Weizen.

Die Vorteile der Biovarianten sind ganz klar: Der Anbau schont die Böden, es wird auf Pestizide verzichtet, die Warenströme sind nachvollziehbar, die Verarbeitung des Produkts ist schonend, die Verpackungen sind nachhaltig.

Aus regionaler Herkunft gibt es Buchweizen und sogar Quinoa. Das südamerikanische Pseudogetreide kann man tatsächlich bei

uns kultivieren. Quinoa wird auch in den Niederlanden angebaut, Amarant in Österreich.

Pseudogetreide ist wie echtes Getreide sehr vielseitig einsetzbar: geschrotet und gegart als Sättigungsbeilage, Salat, Brei
oder Basis für Bratlinge, in gepuffter Form im Müsli und natürlich gemahlen für herzhafte und süße Speisen.

Nüsse und Kerne

Mandeln, Walnüsse und Haselnüsse sind durch ihre Schalen vor
Pestiziden relativ geschützt. Hier können Sie zur Not auch mal
zu konventioneller Ware greifen. Dies gilt auch für Erdnüsse.

Bei gemahlenen Nüssen, die mehrere Monate haltbar sind, ist
eine chemische Behandlung zu befürchten. Also: besser ganze
Nüsse kaufen und erst vor dem Gebrauch mahlen – oder in größeren Mengen zerkleinern und in kleinen Portionen einfrieren.

Pilze

Bio-Pilze gibt es als Wildsammlung oder gezüchtet auf ökologisch sauberen Substraten. Letzteres
ist wichtig, da die Pilze Schadstoffe

Bio-Pilze werden auch in
getrockneter Form und
als Pilzpulver angeboten.

aufsaugen und in ihren Fruchtkör-
pern speichern, die wir dann essen.
Auch chemische Desinfektionsmittel
und Pestizide zur Keimabtötung sind im Bioanbau nicht zugelassen. Als Substrat dient in der Regel regionales Bio-Stroh.

Folgende Sorten gibt es in Bioqualität: Champignons, Shiitake, Austernpilze und Kräuterseitlinge. Auch weniger bekannte Sorten wie Samthauben (Pioppinos), Limonen-, Kastanien- und Rosenseitling (Flamingopilz) sowie Pom-Pom blancs, auch als Igelstachelbart bezeichnet, werden in Bioqualität verkauft. Aus Wildsammlung finden Sie Pfifferlinge, Steinpilze, Speisemorcheln inklusive einem Waldpilzmix im Herbst. Sogar sogenannte Vitalpilze wie zum Beispiel Cordyceps, Hericium und Reishi sind erhältlich – zur Not über das Internet. Wildpilze werden aus Osteuropa und anderen Ländern importiert, da sie bei uns in der Regel geschützt sind.

Süßigkeiten

Zucker Energie ohne wertvolle Inhaltsstoffe – das ist Zucker. Nur beim Vollrohrzucker, der aus getrocknetem Zuckerrohrsaft besteht, bei Honig und bei den verschiedenen Siruparten bleibt etwas „Nährwertiges" übrig, wenn auch nicht viel davon. Zum Süßen sind sie gut geeignet – und es gibt sie in Bioqualität.

Vollkornkekse Herkömmliche Vollkornkekse klingen zwar gesund, aber Sie sollten auf der Zutatenliste auf Emulgatoren und Aromastoffe achten. Bei Bio-Keksen findet man Derartiges nicht. Am besten ist es natürlich, Sie backen Ihre Kekse selbst, dann wissen Sie genau, was drin ist.

Schokolade Jeder Deutsche isst im Durchschnitt ein halbe Tafel Schokolade pro Tag. Zwar befinden sich in herkömmlicher Schokolade keine Schadstoffe, aber die EU erlaubt so einiges an Zusätzen. Bei Bio-Schokolade sieht es anders aus. Hier wird nur natürliche Bourbonvanille verwendet, und wenn ein Emulgator eingesetzt wird, ist das Bio-Lecithin. Gentechnisch veränderte Zutaten fehlen ebenso wie Fremdfette, die neben Kakao zugesetzt werden dürfen. Außerdem sind gemäß der deutschen Kakaoverordnung bis zu 5 % andere Lebensmittel erlaubt, daher können Sie davon ausgehen, dass in Bio-Schokolade nur das drin ist, was draufsteht.

Fruchtgummis Gummibärchen und Co. werden in der Regel mit Gelatine hergestellt, die von Schweinen stammt. Wem das nicht behagt, der kann auf vegetarische oder vegane Varianten zurückgreifen, bei denen pflanzliche Verdickungsmittel wie Agar-Agar oder Pektin die Gelatine ersetzen. Die Konsistenz ist etwas anders, aber die Süßigkeiten sind genauso lecker. Ansonsten gibt es verschiedene Produkte mit Bio-Gelatine.

Eis Bei der Herstellung von konventionellem Speiseeis werden oft preisgünstige Zutaten wie Wasser, Luft, Zucker und Aromastoffe beigegeben. Hier ist die Entscheidung einfach: Es gibt ein großes Angebot an Eis in Bioqualität. Die Sortenvielfalt reicht von Schokolade und Vanille über Mango und Pistazie bis zu Joghurt-Limette und Apfel-Zimt – die Auswahl wird immer größer.

> Bio-Eis können Sie unbeschwert genießen.

Fruchtaufstriche Wissen Sie, warum Sie in Naturkostläden, Reformhäusern und Bioregalen der Super- und Drogeriemärkte kaum Konfitüren oder Marmeladen finden? Diese müssen mindestens 60 % Frucht- und Industriezucker enthalten – was für Bio-Anbieter nicht infrage kommt. Sie wollen mehr Frucht und weniger Zucker, der zudem nur in Form von alternativen

Süßungsmitteln wie Honig-, Apfel- oder Birnendicksaft zugegeben wird. Daher dürfen sie ihre Kreationen nicht als Marmeladen oder Konfitüren bezeichnen, sie heißen Fruchtaufstriche oder Fruchtmus.

Nuss-Nougat-Cremes Nuss-Nougat-Cremes bestehen mindestens zur Hälfte aus Zucker. Dafür wäre eigentlich der Slogan „mit der Extraportion Zucker und Fett" angebracht, denn das beworbene Kalzium und andere Gesundheitsförderer sind darin nur in geringen Mengen zu finden. Auch an den teuren Nüssen wird gespart: Den gesetzlich vorgeschriebenen Mindestgehalt von 10 % überschreiten die wenigsten Nuss-Nougat-Cremes – und wenn, dann nur marginal. Dagegen sind die Bioprodukte mit wesentlich mehr Nüssen und dafür weniger Zucker zwar immer noch keine Gesundheitsbooster, aber trotzdem „eingeschränkt empfehlenswert".

> Nuss-Nougat-Cremes sind eine Süßigkeit und sollten auch so gegessen werden – auch in Bioqualität.

Kuchen und Torten Wer nicht selbst backen will oder kann, sieht sich im Supermarkt oder beim Bäcker einer großen Auswahl an teilweise wahren Kunstprodukten gegenüber. Mit Farbstoffen, mit Vanillin statt echter Bourbonvanille, mit Rum-, Mandel-, Zitronen- oder andere Kunstaromen und natürlich mit Zucker. Manche dieser künstlichen Aromen sind ganz deutlich zu schmecken. Beim Biobäcker finden Sie leckere Kuchen ohne überflüssige Zusatzstoffe. Und auch im Biomarkt gibt es eine schöne Auswahl. Hier sollten Sie nach Möglichkeit die Bio-Variante wählen.

Gewürze

Keine Pestizide, kein Kunstdünger und keine Behandlung mit ionisierender Strahlung – das sind die Vorzüge von Bio-Gewürzen. Sie sind also völlig unbelastet.

> Gewürze werden nur in kleinen Mengen benötigt. Es lohnt sich definitiv, ein paar Euro mehr auszugeben.

Darüber hinaus sind sie aromatischer, denn in Bio-Betrieben werden die Kräuter schonend getrocknet, bei Temperaturen zwischen 25 und 30 °C. Durch zu viel Hitze gehen Aromastoffe verloren, die von konventionellen Firmen zum Teil durch Anreicherung mit Aromaölen ausgeglichen werden.

Getränke

Wasser und Fruchtsaft Wasser pur oder und mit Fruchtsaft gemischt ist das beste Erfrischungsgetränk. Fruchtsaftgetränke, Limonaden und Nektare bestehen hingegen vor allem aus Zucker, Wasser und Zusatzstoffen wie Aromen. Pure Fruchtsäfte enthalten – je nach Sorte – nur wenig Zucker, dafür aber natürliche Mineralstoffe und Vitamine. Vitaminzusätze zu Erfrischungsgetränken sind überflüssig.

Multivitaminsäfte Bei den herkömmlichen Multivitaminsäften kommen die Vitamine nicht nur mit den Früchten in das Getränk. Um die gesetzlichen Vorgaben einhalten zu können, müssen zusätzlich künstliche Vitamine zugefügt werden, teilweise überdosiert, um Lagerungsverluste auszugleichen.

Biosäfte hingegen enthalten nur natürliche Vitamine – daher erreichen sie nicht die gesetzlich vorgeschriebenen Vitaminkonzentrationen und dürfen nicht als Multivitaminsäfte bezeichnet werden. Multivitaminsäfte sind für eine gesunde Ernährung nicht nötig, trinken Sie lieber Biosäfte – oder eben Wasser.

Tee Neben Wasser ist Tee das am meisten konsumierte Getränk weltweit. Herkömmliche Tees sind häufig mit Pestiziden belastet, hingegen dürfen Bio-Teebauern keine Pestizide einsetzen. Bio-Tee ist nicht nur schadstoffärmer, sondern auch kräftiger im Aroma. Da kann der höhere Preis mit einer geringeren Dosierung ausgeglichen werden.

Für schwarzen oder grünen Tee werden die Blätter und Blütenknospen des Teestrauches Camillia sinensis oder assamica gepflückt und weiterverarbeitet: unter anderem getrocknet, gerollt und – schwarzer Tee – fermentiert. Sowohl von schwarzem als auch von grünem Tee gibt es eine große Auswahl an klassischen Sorten sowie eine riesige Bandbreite an aromatisierten Tees.

> Bei Bio-Tee sind Sie sicher, dass beim Anbau keine Pestizide und für die Aromatisierung keine künstlichen Aromen verwendet wurden.

Kräutertee und Früchtetee gibt es pur oder als Mischungen. Früchtetee kann, muss aber nicht aromatisiert sein. In konventionellen Produkten findet man zum Teil auch „Füllstoffe" wie Trester, Hagebuttenkerne oder Apfelschalen.

Rooibostee stammt nicht vom Teestrauch, sondern von einem Busch, dessen Zweige geerntet und fein gehackt werden. Es gibt zahlreiche aromatisierte Sorten.

Schließlich können all die Varianten miteinander gemischt werden: schwarzer Tee mit Früchten, Rooibostee mit Kräutern etc. Das Teeregal im Supermarkt und auch im Bioladen bietet eine große Auswahl.

Ein neuer Trend aus Kalifornien sind Bio-Gemüsetees (z. B. Rote Bete, Spiced Veggies). Ursprünglich waren sie gedacht als Geheimtipp zur leckeren Flüssigkeitszufuhr beim Fasten der „Stars und Sternchen". Jetzt erobern sie die Supermarktregale.

Kaffee Beim Anbau in Plantagen kommen reichlich Pestizide zum Einsatz. Diese werden jedoch durch Schälen und Rösten der Kaffeebohne entfernt. Da er jedoch bei 200 °C geröstet wird und dadurch gesundheitsschädliches Acrylamid und Furan entstehen, die auch im Getränk landen können, ist zu empfehlen: Bei Kaffee können Sie auch auf herkömmliche Produkte zurückgreifen – aber trinken Sie besser nicht mehr als zwei bis drei Tassen am Tag!

Wein Weinbauern haben mit zahlreichen Schädlingen zu tun. Die Reben werden gerne von Pilzkrankheiten wie Mehltau, Graufäule oder Botrytis befallen. Auch Insekten können zu einem Problem werden. Gegen Insekten setzen Biobauern vielerorts Pheromonfallen (Fallen mit Sexuallockstoffen) statt Pestizide ein. Mit so viel Erfolg, dass inzwischen auch einige konventionelle Weinbauern diese Methode übernommen haben.

Gegen Pilzkrankheiten hilft Schwefel. Doch wenn er in größeren Mengen in den Wein gelangt, kann er unter anderem Kopfschmerzen verursachen. Asthmatiker können sogar das sogenannte Sulfit-Asthma bekommen. Schwefel wird auch von

Bioweinbauern verwendet, doch in Bio-Weinen wurden die Schwefelverbindungen bisher nur in geringerer Konzentration gefunden. Man arbeitet daran, Schwefel ganz wegzulassen, aber bislang kommt man auch im Öko-Weinbau nicht ganz ohne aus.

Generell dürfen Bio-Weinbauern keine Herbizide verwenden, und der Boden darf nur mechanisch bearbeitet werden. Zwischen den Rebstöcken wird begrünt, dadurch reguliert man den Wasserhaushalt und fördert die Humusbildung.

Generell sind für die konventionelle Weinherstellung eine Reihe von Hilfs- und Zusatzstoffen zur Konservierung, Stabilisierung, Klärung, Schönung und Reinigung zugelassen, so fand man auch schon Gelatine, Molke- und Milcheiweiß-Präparate in konventionellem Wein. Mal abgesehen davon, dass gentechnologische Manipulationen nicht verboten sind.

Daher sollten Sie auch beim Wein auf Bioprodukte setzen.

Bier – wirklich rein? Die im konventionellen Hopfenanbau verwendeten Pestizide werden während des Brauens an Eiweißstoffe gebunden, die nach der Gärung aus dem Bier herausgefiltert werden.

Der etwas höhere Preis der Bio-Biere liegt nicht zuletzt daran, dass hier nur kontrolliert ökologisch angebauter Hopfen verwendet wird und im Produktionsprozess auf chemische Hilfsstoffe beim Gären und Klären des Hopfensaftes verzichtet wird, ebenso wie auf Gentechnik. Außerdem stammen

Bio-Biere sind „rein", auch unter Schadstoffgesichtspunkten.

alle Grundstoffe aus der ökologischen Landwirtschaft – jeder Kasten Bier sichert 100 Quadratmeter geschützte Fläche für ein Jahr. Auch gute Wasserqualität ist ein Muss.

Säuglings- und Kleinkindernahrung

Babys und Kleinkinder reagieren besonders empfindlich auf Schadstoffe, da sie noch nicht die Abwehrmechanismen von Erwachsenen besitzen. Außerdem essen Kleinkinder im Vergleich zu ihrem Körpergewicht drei- bis viermal so viel wie Erwachsene.

Chemikalien werden von Kleinkindern schneller aufgenommen, weniger schnell umgewandelt und langsamer durch die Nieren ausgeschieden. Die Rückstände reichern sich im Vergleich zum Erwachsenen im Organismus schneller an. Fertige Kleinkindernahrung darf daher keinerlei Pestizide aufweisen. Leider gilt das nicht für frisches Obst und Gemüse, das fürsorgliche Eltern für ihre Kleinen zubereiten. Schadstoffarme, also Bio-Lebensmittel sind daher für schwangere Frauen, stillende Mütter sowie Babys und Kleinkinder besonders wichtig.

Gläschenkost „Gläschenkost ist praktisch, keimfrei und ohne Schadstoffe", so die Stiftung Warentest. Was in Deutschland ins Babygläschen darf, regelt die Diätverordnung. Es dürfen maximal 200 mg Nitrat pro Kilogramm und 0,01 mg Pestizide pro Kilogramm enthalten sein, und die Rückstandskontrollen sind streng. Auch auf Pilzgifte und Schadstoffe wie zum Beispiel Schwermetalle wird kontrolliert.

Das Obst und Gemüse für die Babynahrung wird sofort nach der Ernte verarbeitet, nährstoffschonend zubereitet und konserviert. Die Sterilisation der Zutaten garantiert Keimfreiheit, und die Zerkleinerung der Zutaten erhöht die Ausnutzung der Nährstoffe.

Im Grunde muss die Ware schadstofffrei sein, was selbstverständlich bei Bioware anfängt und endet. Insofern gilt: Bio-Gläschenkost können Sie füttern.

Babytees und -säfte Bei Untersuchungen von Babytees und -säften fanden die Tester keine Schadstoffe, dennoch sollten Sie sie nicht unbedacht kaufen. So haben die Tester bei einzelnen Produkten den Zuckergehalt beanstandet. Und da laut einer EG-Richtlinie Gemüse- und Obstsäfte für Babys mindestens 25 mg Vitamin C pro 100 mg enthalten müssen, wird den Säften künstliches Vitamin C zugesetzt. Denn auf natürliche Weise ist dieser Wert nicht zu erreichen.

> Geben Sie Ihrem Kind hochwertige Biosäfte statt angereicherter Kindersäfte.

Vor allem sind Babysäfte für die Gesundheit des Kindes nicht erforderlich, da die Vitamin-C-Zufuhr bei Säuglingen sowieso bereits über den Empfehlungen liegt. Kaufen Sie lieber preisgünstigere ungezuckerte Säfte für Erwachsene – am besten Biosäfte, um vor Pestiziden sicher zu sein. Kalorienfreie Süßstoffe in Getränken sind für Kinder nicht geeignet – sie bringen manches Kind erst auf den süßen Geschmack.

Fertiggerichte

Oft haben Fertiggerichte eine Unzahl lebensmitteltechnologischer Verfahren hinter sich. Und je schneller die Zubereitung sein soll, desto mehr Chemie wird oft benötigt, um ein geschmacklich einwandfreies Produkt auf den Tisch bringen zu können – im Laufe der Herstellungsverfahren gehen eben viele natürliche Geschmacksstoffe verloren.

Stiftung Warentest berichtet von Fertigsuppen aus Trockenbestandteilen, wie zum Beispiel einer Gemüsesuppe: „Die Bestandteile sind zerkleinert, gegart, getrocknet, lange haltbar gemacht – dem Vitamingehalt insgesamt bekommt das kaum. Mit dem wird dann aber gelegentlich sogar geworben. Ein Blick auf die Zutatenliste zeigt: die sechs werbewirksamen Vitamine wurden extra zugesetzt – die Trockensuppe als Multivitaminpräparat?"

Es sollte jedem klar sein, dass es auf Kosten der natürlichen Bestandteile geht und diverser „Hilfen" bedarf, wenn ein Gericht so aufbereitet ist, dass aus dem aufwendigen Kochprozess ein kurzes Aufwärmen wird. Kurz: So unverarbeitet wie möglich ist gesünder und spart eine Menge Chemie.

Fertiggerichte aus der Tiefkühltruhe Einfrieren ist die schonendste Konservierungsmethode überhaupt. In vielen Fällen bringen Erbsen, Karotten und Spinat oder auch Beeren, die meist erntefrisch vom Feld eingefroren werden, mehr Vitamine auf den Tisch, als das Gemüse oder Obst, das zuerst einige Tage im

Wenn man schon keine Zeit hat: Bio-Fertiggerichte sind am ehesten zu empfehlen.

Laden, dann noch ein paar mehr in der Küche liegt. Ob dann noch natürliches Vitamin C zu finden ist?

Inzwischen gibt es auch Bio-Tiefgefrorenes verschiedenster Anbieter. Von Gemüse und Obst über Tiefkühlpizzen und Reispfannen bis hin zu Torten und Eis. Die Biovarianten kommen ohne Geschmacksverstärker, künstliche Aromen, Farb- und Konservierungsstoffe aus. Auch Pommes gibt es in Bioqualität mit hervorragendem Geschmack.

Bio-Fertiggerichte Zwar sollten Sie sich nicht ausschließlich von Fertiggerichten ernähren – man denke nur an den Energieaufwand –, doch Bio-Fertiggerichte haben zumindest kein gesundheitliches Risiko, denn Bio-Hersteller verzichten auf Chemie. Die Fertiggerichte müssen aus Bio-Zutaten zubereitet werden, dürfen weder Geschmacksverstärker, künstliche Farb- und Konservierungsstoffe noch künstliche oder naturidentische Aromen enthalten. Bei den Trockenprodukten wird auf die in der konventionellen Herstellung gerne eingesetzten Emulgatoren, Konservierungsstoffe und Antioxidationsmittel verzichtet. Die schonende Verarbeitung der Zutaten spielt eine große Rolle.

Backwaren und Snacks aus dem Tiefkühlfach Brötchen und anderes Kleingebäck, Brot, Baguette, herzhafte Snacks, Kuchen, Teige etc. – all das finden Sie in der Tiefkühltruhe auch in Bioqualität. Auch bei Weizenunverträglichkeit muss man nicht verzichten: Es gibt Produkte aus Dinkel und explizit glutenfreie Produkte. Roggenvollkornbrot ist dennoch

Bio-Bäcker verzichten auf technische Enzyme sowie Backmittel und setzen auf lang gereifte Teige mit Natursauerteig – auch bei TK-Produkten.

ein Renner. Abwechslung bieten Baguettes mit Walnüssen, ringförmiges mediterranes Baguette mit Tomaten und Kräutern sowie Burgerbrötchen mit Sesam. Es gibt immer wieder neue Entwicklungen.

Selbst vegane Backwaren gibt es in Bioqualität, von Croissants bis hin zu Pizza- und Blätterteig. Es gibt auch süßes Kleingebäck wie Tiefkühlbrownies oder Muffins und fertig gebackene Kuchen.

Knabberartikel

Kartoffelchips, Salzstangen, Erdnussflips und Co. runden einen gemütlichen Fernsehabend ab – egal, wie fett, salzhaltig und ungesund sie sind. Auch dazu gibt es Bioalternativen aus Vollkorngetreide und eiweißreichen Hülsenfrüchten, mit wertvollen Nüssen, weniger Salz und gesünderem Fett. Die Knabbersachen sollen Spaß machen und weder der Umwelt noch der Gesundheit schaden. Auch regionale und glutenfreie Produkte gibt es. Im Unterschied zu konventionellen Produkten pushen keine künstlichen Aromen den Geschmack. Folgende Biosnacks sind im Angebot:

Laugengebäck wie Brezeln und Salzstangen, auch aus Dinkel und mit Sesam oder sogar Chili anstelle von Salz

Kartoffel- und Gemüsechips. Die Kartoffelchips werden auch ungeschält angeboten, was bei Kartoffeln aus Bioanbau unbedenklich ist. Es gibt auch ungesalzene Chips und sogar Varianten mit weniger Fett. Die Gemüsechips werden aus Pastinaken, Roten Beten, Karotten und Süßkartoffeln hergestellt. Auch die Würzungen sind kein Standard, zum Beispiel Hibiskus und Meersalz oder Fenchel bei Kartoffelchips.

Snacks aus Linsen, Bohnen und Kichererbsen in Form von leckeren glutenfreien Chips. Zum Teil sogar ohne das umstrittene Palmöl – erkennbar an einer durchgestrichenen Palme auf der Verpackung

Erdnussflips, Maisflips mit Meersalz oder Rosmarin, Erdnuss-Quinoa-Flips, Eiweißflips mit Roten Linsen, Crunchy Peas

Cracker sowie Knäckebrotvariationen, zum Beispiel Dinkel-knusperscheiben, glutenfreie Parmesancracker aus Reismehl und Kartoffelstärke, Knäckesnacks, Vollkornsnacks mit Dinkel Quinoa, Chia, Amarant, würzige Crackerquadrate

Gepuffte Snacks bei Maisecken, Popcorn und Tortillachips, Reisecken – auch mit Buchweizen und Amarant, rotem Reis und Kichererbsen

Cocktailgebäck, zum Beispiel Grissini in vielen Geschmacksrichtungen

Studentenfutter zum Beispiel mit Cashewkernen, Pistazien in Schale und Erdnüssen schonend geröstet und minimal gesalzen

ANHANG

Hilfreiche Adressen

Deutschland

Informationen über Bioprodukte und gesunde Ernährung

Bundesverband der Verbraucherzentralen und Verbraucher-
verbände – Verbraucherzentrale Bundesverband e. V. (vzbv)
Rudi-Dutschke-Straße 17
10969 Berlin
info@vzbv.de
www.vzbv.de
Hier erhalten Sie die Adressen der Verbraucherzentralen
in den jeweiligen Bundesländern und in Ihrer Nähe.

Bundeszentrum für Ernährung (BZfE)
Claire-Waldoff-Straße 1
10117 Berlin
info@verbraucherlotse.de
www.bzfe.de
Das BZfE informiert neutral und wissenschaftlich fundiert rund
um das Thema Essen und Trinken. Hier gibt es auch einen
Saisonkalender zum Herunterladen.

Die Verbraucher Initiative e. V.
Berliner Allee 105
13088 Berlin
mail@verbraucher.org
https://verbraucher.org

Der Verein engagiert sich in der ökologischen, gesundheitlichen und sozialen Verbraucherarbeit.

Stiftung Ökologie & Landbau (SÖL)
Weinstraße Süd 51
67098 Bad Dürkheim
info@soel.de
www.soel.de
Die Stiftung engagiert sich für die Weiterentwicklung des ökologischen Landbaus.

Bundesanstalt für Landwirtschaft und Ernährung (BLE)
Deichmanns Aue 29
53179 Bonn
info@ble.de
www.oekolandbau.de
www.bio-siegel.de
Hier erhalten Sie Informationen zu den Biosiegeln und rund um Bio für Erwachsene und Kinder.

Förderkreis Biozyklisch-Veganer Anbau e. V.
Genthiner Straße 48
10785 Berlin
foerderkreis@biozyklisch-vegan.org
biozyklisch-vegan.org
Hier finden Sie Informationen über den ökologischen Landbau auf rein pflanzlicher Grundlage.

Animal Rights Watch e. V.
Auf den Strickern 19
59590 Geseke
info@ariwa.org
https://www.ariwa.org
Ziel des Vereins ist die Abschaffung jeglicher Ausbeutung und Unterdrückung von Tieren.

foodwatch e. V.
Brunnenstraße 181
10119 Berlin
info@foodwatch.de
www.foodwatch.de
Der Verein entlarvt verbraucherfeindliche Praktiken der Lebens-
mittelindustrie und kämpft für das Recht auf qualitativ gute,
gesundheitlich unbedenkliche Lebensmittel.

Einkaufsmöglichkeiten für Bioprodukte im Internet

www.gruene-werkstatt.de
Werkstätten für Menschen mit Behinderung bieten bundesweit
Lebensmittel wie Kräuter, Kartoffeln, Sekt, Tee, Saft etc.
in Bioqualität.

www.naturkost.de
Ausführliche und interessante Informationen zu Naturkost, auch
Warenkunde, Anschriften, Hersteller- und Bezugsadressen für
Bioprodukte mit Versandhandel, Biokiste etc.

www.eco-world.de
Portal für ein genussvolles Leben und ökologisch nachhaltiges
Handeln. Adressen von Naturkosterzeugern – von Bio-Lebensmitteln aller Art, Restaurants, Bio-Adressen vom Abfallrecycling
über Bücher, Catering bis hin zu Zimmereien.

Verbände der Ökologischen Landwirtschaft

Demeter
Brandschneise 1
64295 Darmstadt
info@demeter.de
www.demeter.de

Bioland-Bundesverband
Kaiserstr. 18
55116 Mainz
info@bioland.de
www.bioland.de

Biokreis e. V.
Stelzlhof 1
94034 Passau
biokreis@t-online.de
https://www.biokreis.de

ECOVIN Bundesverband ökologischer Weinbau e. V.
Wormser Straße 162
55276 Oppenheim
info@ecovin.de
www.ecovin.de

Biopark e. V.
Rövertannen 13
18273 Güstrow
info@biopark.de
www.biopark.de

Gäa e. V. – Vereinigung ökologischer Landbau,
Bundesgeschäftsstelle
Brockhausstraße 4
01099 Dresden
info@gaea.de
www.gaea.de

Naturland – Verband für ökologischen Landbau e. V.
Kleinharderner Weg 1
83166 Gräfeling
naturland@naturland.de
www.naturland.de

Ecoland e. V.
Haller Straße 20
74549 Wolpertshausen
info@ecoland.de
www.ecoland.de

Verbund Ökohöfe e. V.
Ritterstraße 12
39164 Wanzleben
verbund-oekohoefe@t-online.de
www.verbund-oekohoefe.de

Bund Ökologische Lebensmittelwirtschaft e. V. (BÖLW)
Marienstraße 19–20
10117 Berlin
info@boelw.de
www.boelw.de

FiBL Deutschland
Forschungsinstitut für biologischen Landbau (FiBL)
Kasseler Straße 1
60486 Frankfurt am Main
info.deutschland@fibl.org
www.fibl.org

Österreich

BIO AUSTRIA Wien
Theresianumgasse 11
1040 Wien
sekretariat@bio-austria.at
www.bio-austria.at
Dachverband der Bio-Verbände Österreichs.
Die Mitglieder sind die Biobauern Österreichs.

FiBL Österreich
Forschungsinstitut für biologischen Landbau FiBL
Doblhoffgasse 7/10
1010 Wien
info.oesterreich@fibl.org
www.fibl.org

Schweiz

Bio Suisse
Peter Merian-Strasse 34
4052 Basel
bio@bio-suisse.ch
www.bio-suisse.ch
Dachverband der Schweizer Knospe-Betriebe und Eigentümerin
der eingetragenen Marke Knospe mit etwa 7300 Knospe-Bauern
und Knospe-Gärtnern, in 32 Mitgliedorganisationen organisiert.

FiBL Schweiz
Forschungsinstitut für biologischen Landbau FiBL
Ackerstrasse 113, Postfach 219
5070 Frick
info.suisse@fibl.org
www.fibl.org

Quellen

Albert Schweitzer Stiftung: Selbst-Wenn-Broschüre der Albert Schweitzer Stiftung, http://massentierhaltung.wordpress.com/2012/01/08/selbst-wenn-broschure-der-albert-schweitzer-stiftung

Alles wissen: Wie ernähre ich mich richtig? Essen für ein langes Leben. Sendung 8/18, www.hr-fernsehen.de/sendungen-a-z/alles-wissen/sendungen/alles-wissen---essen-fuer-ein-langes-leben,sendung-6994.html

ARD: w wie wissen: Insekt trifft Mensch – Sendung 7/20, Bayerischer Rundfunk, www.daserste.de/information/wissen-kultur/w-wie-wissen/sendung/w-wie-wissen-2754.html

Awater-Esper S: 12 % der Landwirte sind mittlerweile Ökobauern. top agrar online, Münster, 06/19, www.topagrar.com/oekolandbau/news/12-der-landwirte-sind-mittlerweile-Oekobauern-11578057.html

Bettzieche J: Krummes Gemüse. Ökotest Nr. 05 5/20, ÖKO-TEST GmbH & Co KG, Frankfurt

BioPress Verlag KG, Eschelbronn: * Streuobstwiesen mit mehr Bio-Äpfeln. Newsletter 7/20 * Kaufland jetzt Mitglied bei Demeter e. V. Newsletter 7/20

BUND (Bund für Umwelt und Naturschutz): Gentechnikfreie Regionen und Initiativen. Berlin, eingesehen 6/20, www.gentechnikfreie-regionen.de/gentechnikfreie-regionen/themen/gentechnikfreie-regionen-und-initiativen/kriterien-fuer-eine-gentechnikfreie-region/

Bund Ökologische Lebensmittelwirtschaft e. V. (BÖLW), Berlin: * Der Beitrag von Bio zur nachhaltigen Ernährung. eingesehen 5/20, www.boelw.de/themen/zahlen-fakten/ernaehrung/artikel/nachhaltige-ernaehrung, * Was bringt Bio für die Umwelt?. eingesehen 5/20, www.boelw.de/service/bio-faq/klima-umwelt/artikel/was-bringt-bio-fuer-die-umwelt/

Bundesanstalt für Landwirtschaft und Ernährung (BLE), Bonn: * Fair & Bio – zwei Seiten einer Medaille. 7/18, www.oekolandbau.de/verarbeitung/verkauf/produkte-und-sortimente/faire-produkte * EU-Recht für den Ökolandbau verbietet Gentechnik!. 1/20, www.oekolandbau.de/landwirtschaft/umstellung/rechtliches/oekolandbau-und-gentechnik * Tipps für eine klimafreundliche Ernährung. eingesehen 5/20, www.oekolandbau.de/bio-im-alltag/bio-erleben/aktiv-werden/klimafreundliche-ernaehrung * Teilumstellung des Betriebs – Was ist zu beachten?. eingesehen 6/20, www.oekolandbau.de/landwirtschaft/umstellung/ablauf-und-planung/teilumstellung-des-betriebs * Fütterung von Ökotieren. 11/19, www.oekolandbau.de/landwirtschaft/tier/grundlagen-tierhaltung/fuetterung * Tierhaltung Hintergrund. eingesehen 7/20, www.oekolandbau.de/bildung-und-beratung/lehrmaterialien/berufsbildende-schulen-agrarwirtschaft/landwirtschaft/tierhaltung * Nachhaltiger (Bio-) Fisch. 12/17, www.oekolandbau.de/handel/marketing/sortiment/warenkunde/fisch-und-meeresfruechte/zertifikate-fuer-nachhaltigen-bio-fisch * Ökolandbau in Zahlen: Biostreuobstanbau legt deutlich zu, Ökofläche und Ökobetriebe in Deutschland . eingesehen 7/20, www.oekolandbau.de/handel/marktinformationen/oekolandbau-in-zahlen * Biomarkt in Europa bei mehr als 37 Milliarden Euro. eingesehen 7/20, www.oekolandbau.de/handel/marktinformationen/der-biomarkt/marktberichte/biomarkt-in-europa-2018

Castaignède F: Vorsicht Gentechnik?. Dokumentarfilm von Arte am 23.6./15.7.20, www.arte.tv/de/videos/057483-000-A/vorsicht-gentechnik

Chem. und Veterinäruntersuchungsamt Stuttgart (CVUA): Pestizideinsatz bei der Produktion von Bio-Lebensmitteln?. Fellbach 1/16, www.ua-bw.de/pub/beitrag.asp?subid=1&Thema_ID=5&ID=2202&Pdf=No&lang=DE

DokThema: Mehr Bio für Bayern: Eine Chance trotz Corona?. Sendung des BR 6/20, www.ardmediathek.de/ard/video/dokthema/br-fernsehen/Y3JpZDovL2JyLmRlL3ZpZGVvLzJmMWI5ZDlmLTc0YjAtNGNkOC1iZWRhLWRhMjVmNWM3MTNmNA/

Flatley A: Unverpackt-Läden: Einkaufen ohne Verpackung. Utopia GmbH München, 5/20, https://utopia.de/ratgeber/unverpackt-laden-verpackungsfreier-supermarkt

Flemmer, Andrea: * Bio-Lebensmittel – Warum sie wirklich gesünder sind. humboldt-Verlag, 3. aktualisierte Aufl., 2014 * Schadstofffalle Supermarkt? Lernen Sie schadstoffarme und -freie Alternativen kennen. Felix Verlag, Wintrich, 2006 * Tierschutz mit Messer und Gabel, Spurbuchverlag, Baunach, 9/15 * Alternative Milch: Pflanzendrinks. Granatapfel – Das Magazin der Barmherzigen Brüder Österreich, Nr. 9/20

fng Magazin Nr. 1/20: Bis 2030 soll der Öko-Landbau auf 20 % der Agrarfläche wachsen. Dr. Harnisch Verlagsgesellschaft mbH (Hrsg.), Nürnberg

foodwatch e.V.: Gentechnik in Deutschland – foodwatch International. Berlin 1/13, www.foodwatch.org/de/informieren/gentechnik/mehr-zum-thema/gentechnik-in-deutschland/

Forschungsinstitut für biologischen Landbau (FiBL): Bio in Europa auf der BIOFACH (Vortragsveranstaltung zum europäischen Biomarkt auf der BIOFACH 2020). 2/20, Nürnberg, www.fibl.org/de/infothek/meldung/bio-in-europa-waechst-weiter-bio-markt-bei-ueber-40-7-milliarden-euro.html

Forum Bio- und Gentechnologie e.V. i-bio Information Biowissenschaften Aachen: * Anbau von Gentechnik-Pflanzen bleibt hoch: 2018 weltweit 191,7 Millionen Hektar. eingesehen 6/20, www.transgen.de/anbau/flaechen_international.html * Gentechnik-Pflanzen in den USA 2019: Weniger ausgesät, aber keine Trendwende. eingesehen 6/20, www.transgen.de/aktuell/2581.gentechnik-pflanzen-usa-anbau.html

Gaugler T und Michalke A: How much is the dish? – Was kosten uns Lebensmittel wirklich? 9/18, Universität Augsburg. 20180914, how_much_is_the_dish_-_was_kosten_uns_lebensmittel_langfassung-2.pdf

Greenpeace e.V. (Hrsg.): Essen ohne Gentechnik Einkaufsratgeber für gentechnikfreien Genuss. Greenpeace Einkaufsnetz Hamburg, 7. Aufl., Stand: 3/05, Schwerpunkt Milchprodukte

Hagenau M: Gentechnik einfach erklärt: Methoden, Kritik und Gesetzeslage zu Grüner Gentechnik. Utopia GmbH, München, 8/18, https://utopia.de/ratgeber/gentechnik-einfach-erklaert-methoden-kritik-und-gesetzeslage-zu-gruener-gentechnik

Henrich P: Statista GmbH Hamburg: * Konsumausgaben in Deutschland für Nahrungsmittel bis 2019. 3/20, https://de.statista.com/statistik/daten/studie/296815/umfrage/konsumausgaben-in-deutschland-fuer-nahrungsmittel * Unternehmen mit Bio-Siegel-Nutzung in Deutschland nach Bundesländern 2020. 04/20, https://de.statista.com/statistik/daten/studie/281001/umfrage/unternehmen-mit-bio-siegel-nutzung-nach-bundeslaendern/

Hissen JD: Babys ohne Arme. Film in ARTE 6/19; https://programm.ard.de/TV/arte/re—babys-ohne-arme/eid_287241660269166

Informationsdienst Gentechnik: Gentechnik-Statistiken – Was wächst wo? Zukunftsstiftung Landwirtschaft Berlin, 7/16, www.keine-gentechnik.de/dossiers/anbaustatistiken

Juranek P: plan b: Schlaue Bauern – Neue Ideen für die Äcker. ZDF, Sendung 8/20, www.zdf.de/gesellschaft/plan-b/plan-b-schlaue-bauern-100.html

Kneifel C: Subventionen: Warum bekommen Landwirte Geld vom Staat?. Main-Post GmbH, Würzburg 2/20, www.mainpost.de/regional/wuerzburg/Subventionen-Warum-bekommen-Landwirte-Geld-vom-Staat, art735,10400110

Kolsch T: Mein Biolädchen: Bio-Lebensmittel sind besser! Wir sagen warum! Hamburg, 1/19, https://meinbiolaedchen.de/bio-lebensmittel-sind-besser-wir-sagen-warum/6298/

LA für Umwelt Baden-Württemberg (LUBW): Bio-Lebensmittel kaufen. Karlsruhe, eingesehen 5/20, www.nachhaltiger-warenkorb.de/themen/bio-lebensmittel-kaufen/

Land Niedersachsen: Nitrat in Lebensmitteln. Nds. Landesamt für Verbraucherschutz und Lebensmittelsicherheit, Oldenburg, eingesehen 7/20, www.laves.niedersachsen.de/startseite/lebensmittel/ruckstande_verunreingungen/nitrat-in-lebensmitteln-147641.html

Layes T: Wie Bio isst München? – Studie rund um Ökolebensmittel. Merkur tz Redaktions GmbH & Co. KG München, aktualisiert: 11/15, www.tz.de/leben/genuss/bio-lebensmittel-muenchen-studie-rund-oeko-lebensmittel-5876335.html

Lebensbaum: Boden für alle. Zeitschrift Lebensbaum, Diepholz, Sommer 20

Mehltretter T: Sendung auf Phoenix, Plan b: * Kampf gegen Killerkeime – Neue Strategien gegen Antibiotikaresistenz. 7/20, www.phoenix.de/sendungen/dokumentationen/kampf-gegen-killerkeime-a-1552375.html * Obst ohne Gift. 8/20, www.zdf.de/nachrichten/wirtschaft/obstanbau-ohne-pestizide-100.html

Mehner K: Ein gutes Gefühl. Funke Zeitschriften Digital GmbH, Ismaning, Aktualisiert: 7/18, www.gesundheit.de/ernaehrung/alles-bio/biowissen/oeko-gut-alles-gut/ein-gutes-gefuehl

Mischke T & Nokel C: Wie schaffen wir die Agrarwende?. ARD-α 7/20, anzusehen unter: www.youtube.com/watch?v=mu4RWL2cXHg

Natur+Umwelt 2/20: Bund Naturschutz in Bayern e. V. (BN), Regensburg: * Ruppaner M: Ist BIO wirklich teurer? – Interview mit Theresia Kreppold * Polotzek L: Bayer in Brasilien – unverantwortlich * Rott R: Die Bienen tanzen nicht mehr

Nentwich L: Sind Bio-Lebensmittel gesünder?. 6/19, Bad Vilbel, www.dinkel-und-beeren.de/ernaehrungswissen/sind-bio-lebensmittel-gesuender/3070

Ökotest Nr. 06 6/20: Leitungswasser gegen Mineralwasser. ÖKO-TEST GmbH & Co KG, Frankfurt

Pabel B: Fair oder Bio?. UGB-Forum 1/06, www.ugb.de/lebensmittel-im-test/fairer-handel/

Pabel B: BioPress Verlag KG, Eschelbronn: * Es darf geknabbert werden – Mit Bio für echte Vielfalt im Snackregal. Nr. 104, 7/20 * Pseudo-Getreide – gesund und glutenfrei. Nr. 100 7/19 * Bio-Pseudogetreide: Gesunde Vielfalt von Quinoa über Buchweizen bis zu Hirse und Co. Nr. 104 7/20 * Bio-Pilze: Leichtgewichte, die es in sich haben. Nr. 104 7/20

Planet Wissen: * Landwirtschaft ohne Pestizide. 1/20, www.planet-wissen.de/sendungen/
sendung-landwirtschaft-ohne-pestizide-100.html * Glyphosat – Das umstrittene Totalherbizid. 5/20, www.planet-wissen.de/sendungen/sendung-glyphosat-100.html *
Gute Ernte um jeden Preis? Die Zukunft der Landwirtschaft. 4/20, www.planet-
wissen.de/sendungen/sendung-landwirtschaft-100.html

Quarks – Das Sommerspecial 2/3. Sendung des WDR 8/20, www1.wdr.de/mediathek/
video/sendungen/quarks-und-co/video-das-quarks-sommerspecial-alltagswissen-
mit-mai-thi—102.html

Rawer C: Riskantes Glyphosat. Gesundheits-Nachrichten, Verlag A. Vogel AG, CH-Teu-
fen, 11/19

RBB-Fernsehen mit Sven Oswald: Die Wahrheit über … Schmetterlinge. 9/20,
https://www.rbb-online.de/wahrheit/videos/die-wahrheit-ueber---.html

Reinecke F.: Wahre Kosten?! Konventionell erzeugte Tierprodukte müssten drei Mal
teurer sein. BioPress Verlag KG, Eschelbronn. Nr. 100 7/19,

Schickling K: Betrifft: Gesunde Ernährung – Was dürfen wir alles essen?. Sendung des
SWR 5/19, www.swr.de/betrifft/gesunde-ernaehrung-was-duerfen-wir-alles-es-
sen/-/id=98466/did=22781750/nid=98466/5nkmu3/index.html

Schulte E: Quarks: Gesund ernähren – geht das?. Sendung des WDR 1/19,
https://www1.wdr.de/mediathek/video/sendungen/quarks-und-co/video-gesund-
ernaehren--geht-das--100.html

Schwenn J: Die Nordreportage: Raupen, Käfer, Pilze – Unterwegs mit dem Pflanzen-
schutzamt. NDR 9/20

Statistisches Bundesamt: Konsumausgaben und Lebenshaltungskosten:
Daten zu den privaten Konsumausgaben in Deutschland. Wiesbaden, Stand: 2/20,
www.destatis.de/DE/Themen/Gesellschaft-Umwelt/Einkommen-Konsum-Lebens-
bedingungen/Konsumausgaben-Lebenshaltungskosten/_inhalt.html

Stiftung Warentest: Bio oder konventionell Wer hat die Nase vorn? Berlin, www.test.de/
Bio-oder-konventionell-Wer-hat-die-Nase-vorn-4947770-4947777/

Strassner Prof. C: Zusammenhang gesunde Ernährung und gesunde Ökosysteme. FH
Münster,1/20, www.geographie.nat.fau.de/fgg-vortrag-agro-food-systeme-zusam-
menhang-gesunde-ernaehrung-und-gesunde-oekosysteme-27-01-2020/

Umweltinstitut München: Unterschiede zwischen der EU-Verordnung Ökologischer
Landbau und den Richtlinien der Anbauverbände Bioland, Naturland und Demeter.
Stand: 08/14, Vergleich_richtlinien.pdf

Verbraucher-Zentrale Hamburg e. V. (Hrsg.): Was bedeuten die E-Nummern? Lebens-
mittel-Zusatzstoffliste. 64. Auflage 06

Voges C und Casentini E: plan b: Vielfalt säen – Saatgutretter im Einsatz. ZDF, Sendung
vom 8/20, www.zdf.de/gesellschaft/plan-b/plan-b-vielfalt-saeen-106.html

Vogt C: Nachgemessen: Pestizide in unserer Luft. Umweltinst. München, 9/20

Wahnbaeck C: Haltung von Milchkühen. Wie glücklich ist Ihre Milch? 9/17, DER SPIE-
GEL (online), Hamburg, www.spiegel.de/wissenschaft/superkuehe/milchkuehe-wie-
leben-kuehe-in-deutschland-a-1166382.html

Wikipedia: Bacillus thuringiensis, zuletzt bearbeitet 4/20. https://de.wikipedia.org/
wiki/Bacillus_thuringiensis

WKO Statistik: europa-lebenserwartung.pdf, EUROSTAT, OECD Aktualisierung: 5/20

Impressum

Bibliografische Information der Deutschen Nationalbibliothek
Die Deutsche Nationalbibliothek verzeichnet diese Publikation in der deutschen Nationalbibliografie; detaillierte bibliografische Daten sind im Internet über https://dnb.de abrufbar.

ISBN 978-3-8426-3027-7 (Print)
ISBN 978-3-8426-3028-4 (PDF)
ISBN 978-3-8426-3029-1 (EPUB)

Abbildungen:
Seite 75: Vegorganic e.V., Seite 76: Biozyklisch-Veganer Anbau e.V., Seite 84: TransFair – Verein zur Förderung des Fairen Handels in der Einen Welt, Seite 89: INTERSEROH Dienstleistungs GmbH, Seite 105 oben: Dusan Milenkovic, europäische Kommission, unten: BLE, Bonn, Seite 109: Bio Suisse, Seite 111 oben links: Verbund Ökohöfe e.V., mittig: Naturland – Verband für ökologischen Landbau e.V., rechts: Biokreis e.V. – Verband für ökologischen Landbau und gesunde Ernährung, Seite 111 Mitte links: Gäa e.V. ökologischer Landbau, mittig: Bioland e.V., rechts: Demeter e.V., unten links: Ecoland e.V., mittig: Biopark e.V., rechts: ECOVIN Bundesverband Ökologischer Weinbau, Seite 126: Bundesverband Naturkost Naturwaren e.V., Seite 146: Marine Stewardship Council (MSC)

Dieser Titel basiert auf dem gleichnamigen Titel der Autorin aus dem Jahre 2014.

© 2021 humboldt
Die Ratgebermarke der Schlüterschen Verlagsgesellschaft mbH & Co. KG
Hans-Böckler-Allee 7, 30173 Hannover
www.humboldt.de
www.schluetersche.de

Aus Gründen der besseren Lesbarkeit wurde in diesem Buch die männliche Form gewählt, nichtsdestoweniger beziehen sich Personenbezeichnungen gleichermaßen auf Angehörige des männlichen und weiblichen Geschlechts sowie auf Menschen, die sich keinem Geschlecht zugehörig fühlen.

Autorin und Verlag haben dieses Buch sorgfältig erstellt und geprüft. Für eventuelle Fehler kann dennoch keine Gewähr übernommen werden. Weder Autorin noch Verlag können für eventuelle Nachteile oder Schäden, die aus in diesem Buch vorgestellten Erfahrungen, Meinungen, Studien, Therapien, Methoden und praktischen Hinweisen resultieren, eine Haftung übernehmen.

Etwaige geschützte Warennamen (Warenzeichen) werden nicht besonders kenntlich gemacht. Daraus kann nicht geschlossen werden, dass es sich um freie Warennamen handelt.

Alle Rechte vorbehalten. Das Werk ist urheberrechtlich geschützt. Jede Verwertung außerhalb der gesetzlich geregelten Fälle muss vom Verlag schriftlich genehmigt werden.

Lektorat:	Annette Gillich-Beltz, Essen
Covergestaltung:	ZERO, München
Covermotiv:	Shutterstock / tunejadez, Tama2u, PureSolution
Satz:	PER MEDIEN & MARKETING GmbH, Braunschweig
Druck und Bindung:	gutenberg beuys feindruckerei GmbH, Langenhagen